Gerhard Leibold

Gesunde Darmflora

Selbsthilfe bei Dysbiose und anderen Darmstörungen

Dr. Werner Jopp Verlag
Wiesbaden

Die Deutsche Bibliothek – CIP-Einheitsaufnahme

Leibold, Gerhard:
Gesunde Darmflora: Selbsthilfe bei Dysbiose und anderen Darmstörungen / Gerhard Leibold. – Wiesbaden: Jopp, 1992
ISBN 3-926955-41-4

Umschlaggestaltung: Kreativ Design Gerd Aumann, Wiesbaden
Zeichnungen: Brigitte Braun-Dähler
Satz: Marianne Breuer Verlag, Wiesbaden-Erbenheim
Druck und Bindearbeiten: Druckerei Fritz Steinmeier, Nördlingen
Printed in Germany
ISBN 3-926955-41-4 B-C-D-E

Inhaltsverzeichnis

Vorwort

„Der Tod kommt aus dem Darm," lehrte die Medizin früher. Deshalb wurde er oft mit Abführmitteln und Klistieren malträtiert, bis der Patient schlimmstenfalls an diesen Roßkuren starb. Heute wissen wir, daß längst nicht alle Krankheiten auf Darmstörungen zurückzuführen sind. Aber die neue Erkenntnis, daß Teile des Darms und vor allem die Darmkeime von großer Bedeutung für die Abwehrkräfte sind, läßt die alte Lehrmeinung doch wieder aktueller erscheinen. Fest steht jedenfalls, daß Störungen der Darmfunktionen und Darmflora eine Reihe anderer Erkrankungen begünstigen oder auslösen können.

Darmstörungen kommen heute sehr häufig vor. In erster Linie sind sie auf Fehler der üblichen Ernährung zurückzuführen, die den Darm im Lauf der Zeit erheblich schädigen kann. Hinzu kommen oft noch Bewegungsmangel, Mißbrauch von Abführmitteln, unnötige Behandlung mit Antibiotika, die nützliche Darmkeime abtöten, und nicht zuletzt Streß und Hektik des täglichen Lebens, auf die der Darm besonders empfindlich reagieren kann.

Alle diese schädlichen Einflüsse lassen sich vermeiden oder abschwächen. Dazu gibt es keine bequemen Pillen, man muß schon selbst aktiv werden. Das vorliegende Buch leitet dazu an. Die empfohlenen Maßnahmen erfordern etwas Mühe, aber sie lohnt sich. Wenn der Darm wieder normal funktioniert und die Darmflora intakt ist, wirkt sich das bald spürbar auf die allgemeine Gesundheit und das Wohlbefinden aus.

Der Darm – so groß wie ein Tennisplatz

Wenn man die Innenfläche des Darms mit ihren zahlreichen Falten und Einbuchtungen flach ausbreitet, dann erreicht sie ungefähr die Größe eines Tennisplatzes. Schon daran erkennt man die Bedeutung dieses Organs, dessen Aufgaben sich nicht auf die Verdauung der Nahrung beschränken.

Anatomischer Aufbau des Darms

6 – 10 m lang

Der Darm bildet mit einer Länge von 6 – 10 m den größten Teil des Verdauungssystems. Er beginnt am Magenausgang (Pförtner) und zieht in vielen Windungen durch die Bauch-

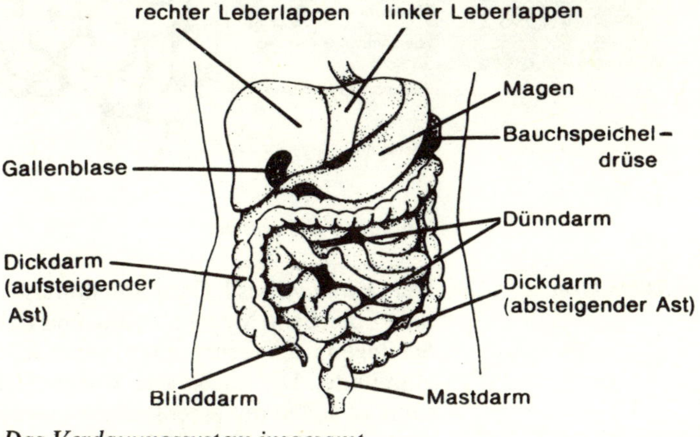

Das Verdauungssystem insgesamt

höhle nach unten, wo er mit dem After endet. Im Darm findet der wichtigste Teil der Verdauungsarbeit und die Aufnahme der Nahrungsbestandteile statt, außerdem ist er für die Ausscheidung unverdaulicher Reste und Schlacken zuständig.

Die einzelnen Darmabschnitte

Anatomisch und funktionell unterteilt man den Darm in 3 Hauptabschnitte, nämlich Dünndarm, Dickdarm und Mastdarm mit der Afteröffnung.

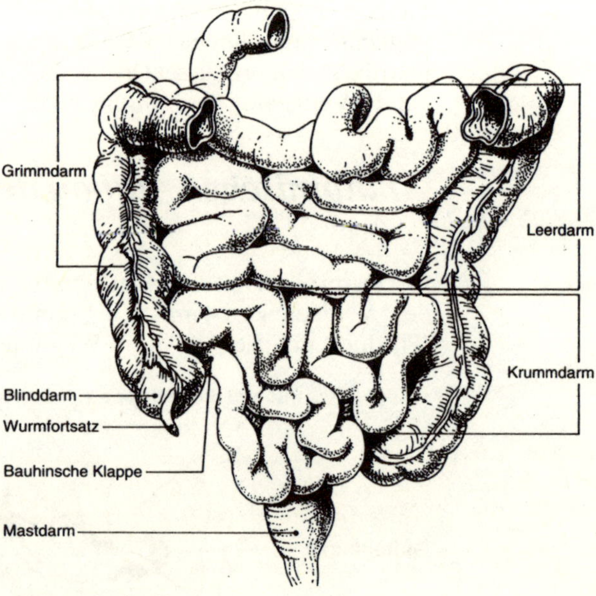

Anatomie des Darms

Dünndarm

Der *Dünndarm* als 1. Darmabschnitt ist 4 – 5 m lang. Er beginnt links oben beim Magenausgang und zieht in unregelmäßigen Schlingen nach rechts unten, wo er seitlich in den Dickdarm einmündet. Die muskulöse Mittelschicht des glatten Darmrohrs ist außen mit einer serösen (ein serumähnliches Sekret absondernden) Schicht überzogen und innen mit Schleimhaut ausgekleidet, die schlauchförmige Einbuchungen und fadenartige Zotten aufweist. Aus den Einbuchtungen werden Verdauungssäfte abgesondert, die Zotten nehmen Nähr- und Vitalstoffe aus dem Speisebrei auf.

Zwölffingerdarm

Den 1. Teil des Dünndarms, der 20 - 30 cm (etwa 12 Fingerbreiten) lang ist, bezeichnet man als *Zwölffingerdarm.* Er umgibt in einem C-förmigen Bogen den Kopf der Bauchspeicheldrüse. In ihn münden die Gallenwege und die Ausführungsgänge der Bauchspeicheldrüse, die dem im Magen vorverdauten Nahrungsbrei Galle und Verdauungssekrete aus der Bauchspeicheldrüse zufügen.

Leerdarm und Krummdarm

Der restliche Teil des Dünndarms wird nochmals in den *Leerdarm* und *Krummdarm* unterteilt. Im unteren Teil des Krummdarms bilden die Lymphknötchen in der Schleimhaut die *Peyer-Platten,* die sich in den Dickdarm fortsetzen und für die körpereigenen Abwehrfunktionen wichtig sind.

Peyer-Platten

Bauhin-Klappe

Am Übergang des Krummdarms in den Dickdarm befindet sich die *Bauhin-Klappe,* die aus 2 Schleimhautfalten besteht und normalerweise nur Richtung Dickdarm durchgängig ist. Sie verhindert deshalb wie ein Ventil, daß der Nahrungsbrei aus dem Dickdarm zurück in den Dünndarm gelangt.

Blinddarm

Unterhalb der seitlichen Einmündung des Dünndarms in den Dickdarm liegt der 6 - 8 cm lange *Blinddarm,* an dem der 5 - 8 cm lange, etwa kleinfingerdicke Wurmfortsatz hängt. (Umgangssprachlich wird er oft mit Blinddarm gleichgesetzt, was nicht korrekt ist; bei der „Blinddarmentzündung" handelt es sich in Wirklichkeit oft um eine Wurmfortsatzentzündung.) Blinddarm und Wurmfortsatz enthalten besonders reichlich Lymphknötchen und ähneln den Mandeln, deshalb spricht man auch von der „Bauchmandel", die eine Rolle bei der Körperabwehr spielt.

Dickdarm

Dem Blinddarm folgt der eigentliche *Dickdarm,* der auch als *Grimmdarm* bezeichnet wird. Bei ihm unterscheidet man den aufsteigenden, den querverlaufenden und den absteigenden Teil. Der aufsteigende Dickdarm ist an der hinteren Bauchwand fixiert und zieht rechts empor in den Oberbauch. Hier beschreibt er eine Kehre und geht in den querverlaufenden Dickdarm über, der nach links hinüber zur nächsten Darmkehre zieht; da er nur locker mit der hinteren Bauchwand verbunden ist, hängt er girlandenförmig durch. Auf der linken

Bauchseite zieht der absteigende Dickdarm nach unten und endet mit einem S-förmigen (daher als Sigmoideum bezeichneten) Teil, das nur locker mit der hinteren Bauchwand verbunden ist.

Der Dickdarm wird durch 3 parallel zueinander verlaufende Längsmuskelzüge gegliedert

Der Dickdarm wird durch 3 parallel zueinander verlaufende Längsmuskelzüge *(Tänien)* gegliedert, bildet also kein glattes Rohr wie der Dünndarm. Zwischen je 2 Tänien befinden sich in unregelmäßigen Abständen quere Einziehungen, die durch Ringmuskeln gebildet werden; dazwischen wölbt sich die Dickdarmwand zu den *Haustren* (halbkugelige Ausbuchtungen in der Wand des Grimmdarms) vor. Da sich ständig andere Teile der Darmmuskulatur zusammenziehen oder entspannen, wandern die Haustren dauernd, ein Vorgang, den man als *Peristaltik* bezeichnet. Größtenteils erfolgt die Peristaltik Richtung Enddarm, dazwischen kommt es aber auch zur gegenläufigen Antiperistaltik, damit der Darminhalt gut durchmischt wird. Am Dünndarm erfolgt zwar auch eine Peristaltik, aber dort treten keine scharfen Einziehungen wie am Dickdarm auf.

Haustren

Peristaltik

Mastdarm

Der letzte Abschnitt des Darms, der *Mast-(End-)darm*, ist 15 - 20 cm lang. Sein oberer Teil, die Ampulle, befindet sich an der Vorderseite des Kreuzbeins im Becken. Er kann sich stark erweitern, um den Stuhl vor der Entleerung zu sammeln.

Afterkanal

Das Endstück des Mastdarms tritt als Afterkanal durch den Beckenboden nach außen und endet zwischen den beiden Gesäßhälften mit dem After. Zwei kräftige Ring-(Schließ-)muskeln verschließen den Afterkanal. Der innere arbeitet unwillkürlich, der äußere kann bewußt gesteuert werden, um die Darmentleerung willentlich zu beeinflussen. Versagt der äußere Schließmuskel, kommt es zum unkontrollierten Stuhlabgang.

Die Aftermündung ist mit Haut ausgekleidet, die in die Mastdarmschleimhaut übergeht. Sie enthält ebenso wie der Afterkanal reichlich Venengeflechte, die sich bei Hämorrhoiden erweitern, sowie Schweißdrüsen und Einbuchtungen, in denen sich bei ungenügender Hygiene Kotreste sammeln und zu Entzündungen führen.

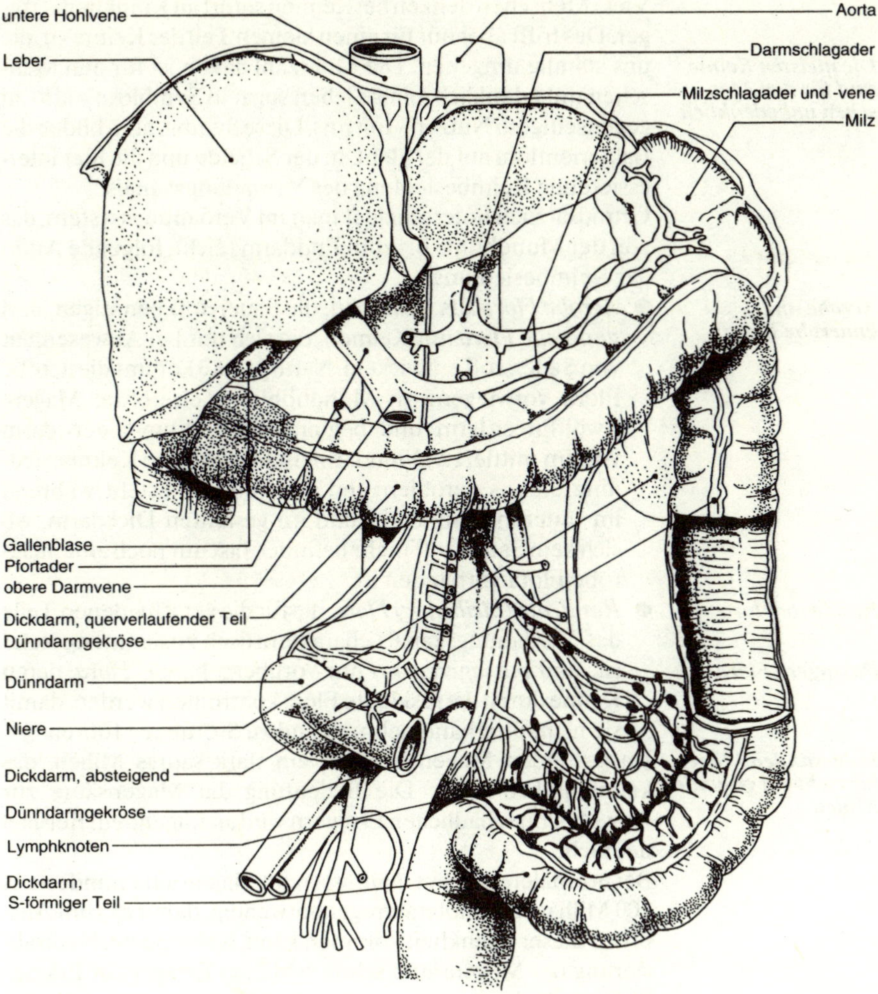

Aufbau des Dickdarms

Nützliche Darmkeime

Die meisten Keime sind für den Menschen unbedenklich

Viele Menschen denken bei Keimen sofort an Krankheitserreger. Das trifft aber nur für einen kleinen Teil der Keime zu, die uns ständig umgeben. Die Mehrzahl davon ist für den Menschen unbedenklich, einige leben sogar in Symbiose - also zu gegenseitigem Nutzen - mit uns. Diese Symbionten bilden die Bakterienflora auf der Haut, in der Scheide und die hier interessierende Keimbesiedlung des Verdauungskanals.

Grundsätzlich unterscheidet man im Verdauungssystem, das von der Mundhöhle bis zum Enddarm reicht, folgende Arten der Keimbesiedlung:

Aerobe und anaerobe Flora

- *Aerobe Flora* aus Bakterien, die Sauerstoff benötigen, und *anaerobe Flora* mit Keimen, die sich nur bei Abwesenheit von Sauerstoff entwickeln. Naturgemäß kommt die aerobe Flora vorwiegend in Mundhöhle, Speiseröhre, Magen, Zwölffingerdarm und beginnendem Dünn-(Leer-)darm vor. Im mittleren Dünndarm findet man eine Keimbesiedlung, die aus Aerobiern und Anaerobiern besteht, während im unteren Dünndarm und im gesamten Dickdarm, wo sich kein Sauerstoff mehr befindet, fast nur noch eine anaerobe Flora vorhanden ist.

Residente Flora

Passagere Flora

- *Residente (bleibende) Flora*, die für die verschiedenen Teile des Verdauungskanals charakteristisch zusammengesetzt ist, und *passagere*, also nur vorübergehende *Flora*, deren Keime durch die residente Flora kontrolliert werden, damit sie nicht überhand nehmen und zu Störungen führen.

Im gesunden Magen herrscht ein gesundes Milieu

Im gesunden Magen herrscht ein stark saures Milieu, das keimfeindlich wirkt. Die Bedeutung der Magensäure zur Abwehr von schädlichen Erregern wird an folgendem Beispiel deutlich:

Bei normalen Säureverhältnissen im Magen sind mindestens 100 Milliarden Choleraerreger notwendig, damit es zum Ausbruch dieser Krankheit kommen kann, während bei Neutralisierung der Magensäure schon 1 Million Erreger zur Erkrankung genügen.

Der Magen bildet den wichtigsten Schutz vor Magen-Darm-Infektionen

Demnach bildet der Magen den wichtigsten Schutz vor Magen-Darm-Infektionen. Allerdings kann die Säure nicht für völlige Keimfreiheit sorgen, vor allem den selbst Säuren bildenden Keimen schadet sie weniger. Deshalb befinden sich in 1 ml sauerstoffreichem Magensaft etwa 1000 Aerobier und bis zu 100 anaerobe Keime.

Der Zwölffingerdarm ist ähnlich keimarm wie der Magen

Auch der Zwölffingerdarm ist ähnlich keimarm wie der Magen, wenngleich hier kein so saures Milieu wie im Magen herrscht. Allein die Geschwindigkeit, mit der sich der Nahrungsbrei durch den Zwölffingerdarm bewegt, steht der Bildung einer bleibenden Flora entgegen; deshalb kann es bei Störungen der Darmbewegungen (z. B. durch Arzneimittel) aber zum Aufsteigen von Keimen aus den tieferen Darmabschnitten kommen. Die dann entstehende unnatürliche Keimbesiedlung des Zwölffingerdarms stört vor allem die Fettverdauung und die Aufnahme von Vitamin B_{12}.

Im oberen Teil des Dünndarms herrscht ein fast neutrales Milieu

Im oberen Teil des Dünndarms (Leerdarm) herrscht ein fast neutrales Milieu mit Anwesenheit von Sauerstoff. Daher nimmt hier die Keimbesiedlung deutlich zu. Insgesamt befinden sich in 1 ml Darminhalt bis zu 100 000 Keime, wobei die aeroben stark überwiegen. In den vielen Falten der Darmschleimhaut kann sich eine bleibende Flora einnisten, die unter anderem dafür sorgt, daß die Zahl der passageren und darmschädlichen Keime in Grenzen gehalten wird.

Im restlichen Dünndarm ist fast kein Sauerstoff mehr vorhanden

Im restlichen Teil des Dünndarms ist fast kein Sauerstoff mehr vorhanden, und es besteht ungefähr ein neutrales Milieu. Die anaerobe Flora nimmt hier also stark zu, die aerobe geht immer weiter zurück. Insgesamt kommen in 1 ml Darminhalt bis zu 1 Milliarde Keime vor, vornehmlich säurebildende, die unter anderem Essig- und Milchsäure produzieren.

Der Blinddarm enthält nur anaerobe Keime

Der Blinddarm ist praktisch frei von Sauerstoff und enthält nur anaerobe Keime. Insgesamt fand man hier rund 400 verschiedene Bakterienarten, unter denen ein sehr empfindliches Gleichgewicht besteht. Vorwiegend handelt es sich um eine residente Flora, die passageren Keime werden von ihr gering gehalten. Die Zahl der Keime kann bis zu 1 Billion pro 1 ml Darminhalt betragen.

Im gesamten Dickdarm herrscht völlige Sauerstofffreiheit

Im gesamten Dickdarm herrscht völlige Sauerstofffreiheit, so daß die Flora hier fast nur von anaeroben Keimen gebildet wird. Insgesamt befinden sich in 1 ml Darminhalt bis zu 1 Billion Bakterien, hauptsächlich als bleibende Flora.

Zu den wichtigsten Darmbakterien gehören die folgenden Arten:

Bakteroideskeime

- *Bakteroideskeime*, eine Gattung der Familie Bacteroidaceae; dabei handelt es sich um anaerobe, zum Teil mit Geißeln versehene, abgerundete Stäbchenbakterien, die vor allem im Dickdarm, aber auch in den Atemwegen und im Genitalsystem der Frau vorkommen. Als „opportunistische“ Erreger können sie beim Menschen auch Krankheiten verursachen, wenn seine Abwehrkräfte geschwächt sind, vor allem eine Wurmfortsatz-, Bauchfellentzündung oder Blutvergiftung (Sepsis). Die für den Dickdarm wichtigste Art ist *Bacteroides fragilis* (latein. fragilis= zerbrechlich), ein kleines, mehrgestaltiges Stäbchen.

Bifidobakterien

- *Bifidobakterien (Lactobacillus bifidus)*, eine Gattung der Familie Actinomycetaceae; das anaerobe Stäbchenbakterium ist keulenförmig bzw. V- oder Y-förmig verzweigt und kommt vor allem im Dickdarm als Bestandtei der normalen Flora vor; es bildet Essig- und Milchsäure. Für Säuglinge ist der Bifidusfaktor in der Muttermilch wichtig, ein Stoff, der das Wachstum von Lactobacillus-bifidus-Stämmen im Darm fördert und deshalb für die Vitaminsynthese unentbehrlich ist; bei künstlicher Ernährung des Säuglings mit Kuhmilch fehlt dieser Faktor, der durch spezielle „humanisierte“ Milch nur teilweise ersetzt werden kann.

Escherichia coli

- *Escherichia coli* (Kolibakterium), ein anaerobes, gasbildendes Stäbchenbakterium der Familie Enterobacteriaceae, das früher fälschlicherweise als Hauptvertreter der Darmsymbionten galt, tatsächlich aber nicht so wichtig ist; unter anderem vergärt es Glukose und säuert Milchzucker. Neben seinen nützlichen Wirkungen kann es aber auch zum Krankheitserreger werden, wenn es im Darm überhand nimmt; unter anderem kommt es dann zu Darmentzündungen mit Durchfall.

Eubacterium

- *Eubacterium*, eine Gattung der Familie Propionibacteriaceae mit anaeroben Stäbchen, die man im Mund und im Darmtrakt als Bestandteil der Flora nachwies; einige Arten können wahrscheinlich zu Infektionen führen, zum Beispiel zu Abszessen.

Lactobacillus acidophilus

- *Lactobacillus acidophilus*, eine Art aus der Gattung der Lactobacillaceae, die aus Kohlenhydraten Milchsäure bilden; das reihen- oder kettenförmige Bakterium ist aerob und kommt in der Mundhöhle, im Magen, Zwölffingerdarm und reichlich im obersten Abschnitt des Dünndarms, außerdem in Form der Döderlein-Stäbchenbakterien in der weiblichen Scheide vor. Man vermutet, daß das in der Mundhöhle vorhandene Bakterium dieser Art auch eine Rolle bei der Entstehung von Zahnkaries spielt.

Auf die zahlreichen anderen Keime der Darmflora muß hier nicht weiter eingegangen werden.

Die Darmflora ist lebenswichtig

Die Darmflora ist lebenswichtig und erfüllt verschiedene, zum Teil aber noch nicht vollständig geklärte Funktionen. Unter anderem sorgt sie dafür, daß

Funktionen

- Zellulose und andere unverdauliche Kohlenhydrate sowie schwerverdauliche Eiweißbestandteile (wie Sehnen im Fleisch) im Dickdarm durch Fäulnis- und Gärungsprozesse abgebaut werden,
- die Stuhlentleerung problemlos funktioniert (das setzt aber ausreichend Ballaststoffe in der Nahrung voraus, aus denen unter dem Einfluß der Bakterienflora natürlich abführende Säuren entstehen),
- die Vitamine Biotin, Folsäure, Nikotinsäure und Riboflavin aus der B-Gruppe und Vitamin K ausreichend produziert werden,
- schädliche Keime im Darm vernichtet werden,
- die körpereigenen Abwehrkräfte gegen Krankheitserreger ständig trainiert werden und jederzeit wirksam bleiben.

Folgen von Störungen der Darmflora

Störungen der Darmflora führen nicht nur zu Verdauungsstörungen mit Blähungen, Verstopfung oder Durchfall, diese Beschwerden stehen oft nur am Anfang. Im Darm bilden sich auch vermehrt Giftstoffe, die örtlich die Darmschleimhaut schädigen und teilweise in den Körper aufgenommen werden, wo sie das „Entgiftungslabor" Leber überfordern und den gesamten Organismus in Mitleidenschaft ziehen. Das begünstigt vorzeitige Alterserscheinungen, chronische Krankheiten, allergische Reaktionen und dauernde Abwehrschwäche. Nicht zuletzt scheint sich bei chronischen Störungen der Darmflora auch das allgemeine Krebsrisiko (also nicht nur Darmkrebs) zu erhöhen; dafür spricht die praktische Erfahrung, daß bei den meisten Krebskranken die Darmflora geschädigt ist. Pflege der Darmflora bedeutet deshalb immer auch allgemeine Gesundheitsvorsorge.

Funktionen des Darms und der Darmflora

Im Darm findet die vollständige Verdauung und Aufnahme der Nahrungsbestandteile statt

Im Darm findet die vollständige Verdauung und Aufnahme der Nahrungsbestandteile statt. Die unverdaulichen Reste und Schlacken, die im Stoffwechsel entstanden sind, werden mit dem Stuhl ausgeschieden. Darüber hinaus werden im Darm mit Hilfe der Darmbakterien einige wichtige Vitamine produziert, um die Zufuhr dieser Wirkstoffe mit der Nahrung zu ergänzen. Schließlich zeigt sich immer deutlicher, daß der Darm auch eine wichtige Rolle im körpereigenen Abwehrsystem spielt; insbesondere bei Schädigung der Darmflora droht chronische Immunschwäche, die zahlreiche Krankheiten begünstigt.

Die Verdauungsfunktionen

Die Aufgaben bei der Verdauung

Die Aufgaben, die der Darm bei der Verdauung übernimmt, sind wohl allgemein bekannt. Sie bestehen hauptsächlich in der Aufspaltung der Nahrung in ihre einzelnen Bestandteile und deren Aufnahme in die Blut- und Lymphbahnen sowie in der Entschlackung und Entgiftung mit dem Stuhl.

Verdauung der Nahrung

Die Verdauung beginnt im Mund

Die Verdauung beginnt bereits im Mund, wo die Nahrung mit den Zähnen zerkleinert und mit enzymreichem Speichel versetzt wird, der die Stärkeverdauung einleitet. Durch die Speiseröhre gelangt die Nahrung dann in den Magen. Hier wird die enzymatische Verdauung der Stärke fortgesetzt und gleichzeitig die Eiweißverdauung durch das Enzym *Pepsin* eingeleitet. Pepsin kann nur dann richtig wirken, wenn ausreichend Magensäure vorhanden ist. Im unteren Teil des Magens entsteht außerdem der *Intrinsic factor*, der unentbehrlich ist für die Aufnahme des lebenswichtigen Vitamins B_{12}.

Pepsin

Intrinsic factor

Portionsweise gelangt der im Magen vorverdaute Nahrungsbrei in den Zwölffingerdarm, dessen Schleimhaut daraufhin

Sekretin

das Gewebshormon *Sekretin* absondert. Dadurch kommt die Sekretion von enzymreichen Verdauungssäften aus der Bauchspeicheldrüse (Pankreas) in Gang, die im Zwölffingerdarm dem Speisebrei beigemischt werden. Die Enzyme aus der Bauchspeicheldrüse sind für die weitere Verdauung von Eiweiß, Kohlenhydraten und Fetten zuständig und gelangen über den Pankreasgang in den Zwölffingerdarm. Das bekannte Hormon Insulin, das in besonderen Inselzellen der Bauchspeicheldrüse zur Steuerung des Zuckerstoffwechsels gebildet wird, hat mit der Verdauung im Darm nichts zu tun, sondern wird ins Blut ausgeschüttet.

Zur Verdauung von Fetten ist auch die Galle notwendig

Zur Verdauung von Fetten ist neben den Enzymen aus der Bauchspeicheldrüse auch die *Galle* notwendig. Sie wird in der Leber gebildet und in der Gallenblase eingedickt gespeichert. Von hier aus – bei Bedarf auch direkt aus der Leber – gelangt sie ebenfalls in den Zwölffingerdarm, in den der Gallengang gemeinsam mit dem Pankreasgang einmündet.

Aminosäuren

Die Verdauungssäfte aus der Bauchspeicheldrüse und Enzyme aus der Dünndarmschleimhaut bauen die vorverdauten Eiweiße zu Aminosäuren ab, die der Körper als Bausteine für sein eigenes Eiweiß verwendet. Andere Enzyme zerlegen die Kohlenhydrate zu Zuckermolekülen. Die Gallensäuren sorgen dafür, daß die Fette emulgiert, das heißt in lösliche Form gebracht werden; teils werden sie dann von den Enzymen aus der Bauchspeicheldrüse zu Fettsäuren und Glyzerin abgebaut, teils in Emulsionsform in den Körper aufgenommen.

Im Dickdarm ist die Verdauungsarbeit praktisch abgeschlossen

Der Dickdarm entzieht dem Nahrungsbrei viel Flüssigkeit

Im Dickdarm ist die Verdauungsarbeit praktisch abgeschlossen. Unverdauliche Reste der Nahrung (wie Zellulose oder Sehnen) werden hier durch die Darmbakterien in Fäulnis- und Gärungsprozessen noch weiter abgebaut. Außerdem entzieht der Dickdarm dem Nahrungsbrei viel Flüssigkeit, so daß am Ende der feste Stuhl mit den Resten der Nahrung und Stoffwechselendprodukten zurückbleibt. Er wird in der Mastdarmampulle gespeichert und durch den Afterkanal ausgeschieden.

Aufnahme der Nähr- und Vitalstoffe

Nachdem die Nahrung bei der Verdauung in ihre Bestandteile zerlegt wurde, kann sie in den Körper übertreten. Dafür sind

Darmzotten der Dünndarmschleimhaut

die fadenförmigen Darmzotten der Dünndarmschleimhaut zuständig, die wie Wurzeln in den Nahrungsbrei hineingreifen. Sie enthalten ein zentrales Lymphgefäß und zahlreiche Blutgefäße, die wie folgt arbeiten:

- Die Blutgefäße nehmen die gelösten Nahrungsbestandteile auf und transportieren sie mit dem Blut zur Leber; hier werden sie entgiftet und zum Teil als Reserve gespeichert, den größeren Teil verteilt das Blut an die Zellen, wo sie im Stoffwechsel unter anderem zur Energiegewinnung verwertet werden.
- Das zentrale Lymphgefäß nimmt die durch Gallensäuren emulgierten, aber noch nicht zerlegten Fette auf; über das Lymphsystem gelangen sie in den Lungenkreislauf, werden erst hier abgebaut und stehen dem Körper dann ebenfalls zur Verfügung.

Der Dickdarm ist für die Aufnahme der Nahrungsbestandteile von untergeordneter Bedeutung

Der Dickdarm ist für die Aufnahme der Nahrungsbestandteile von untergeordneter Bedeutung. Lediglich Wasser und darin gelöste Mineralsalze werden hier noch aufgenommen.

Entschlackung und Entgiftung

Schlacken und Gifte

Mit der Nahrung nehmen wir Stoffe auf, die unverdaulich, zum Teil sogar giftig (z. B. Umweltschadstoffe) sind. Außerdem entstehen bei der Verdauungs- und Stoffwechselarbeit ebenfalls Schlacken und Gifte, die unter anderem mit der Galle in den Darm gelangen. Teilweise werden sie daraus wieder aufgenommen und erneut verwertet, teils müssen sie ausgeschieden werden, um im Körper keinen Schaden anzurichten.

Die Entfernung von Schlacken und Giften mit dem Stuhl gehört zu den wichtigen Aufgaben des Dickdarms

Die Entfernung von Schlacken und Giften mit dem Stuhl gehört zu den wichtigen Aufgaben des Dickdarms. Er ergänzt dadurch die Entgiftungsarbeit der Leber, bei der schädliche Stoffe chemisch in ausscheidungsfähige Substanzen umgewandelt werden, und die Ausscheidungsfunktionen der Nieren, die einen Teil der Schadstoffe mit dem Urin ausleiten.

Störungen der Darmflora und falsche Ernährung behindern die Ausscheidungsfunktionen des Darms

Störungen der Darmflora und falsche Ernährung, der es an Ballaststoffen als „Darmbesen“ mangelt, behindern die Ausscheidungsfunktionen des Darms. Dann drohen örtliche Schäden an der Darmschleimhaut und allgemeine Selbstvergiftung des Körpers, weil ein Teil der Schadstoffe wieder aus dem Darm aufgenommen wird.

Verdauung und Stoffwechsel als Ganzheit

Die Nahrungsbestandteile werden in den Zellen in zahlreichen Stoffwechselprozessen verwertet

Die Verdauungsfunktionen sorgen also dafür, daß die Nahrung verarbeitet und aufgenommen wird. Danach gelangen die Nahrungsbestandteile in die Zellen und werden hier in zahlreichen Stoffwechselprozessen verwertet. Für diese chemischen Vorgänge ist die Anwesenheit von Sauerstoff und Enzymen notwendig. Der Stoffwechsel erzeugt Energie für die Körperfunktionen und zur Erhaltung einer annähernd gleichen Körpertemperatur und sorgt dafür, daß genügend Baustoffe zur Herstellung körpereigener Substanz zur Verfügung gestellt werden.

Die zahlreichen Stoffwechselvorgänge kann man nach verschiedenen Kriterien unterteilen:

Gesamtstoffwechsel

- Als *Gesamtstoffwechsel* bezeichnet man alle Vorgänge von der Aufnahme der Nahrung bis zur Ausscheidung von Schlacken und Giften.

Intermediärstoffwechsel

- Im *Intermediär-(Zwischen-)stoffwechsel* werden die Bestandteile der Nahrung in zahlreichen Prozessen chemisch verändert, wobei Energie, Wärme und Baustoffe für den Körper entstehen und (zum Teil giftige) Endprodukte gebildet werden, die über Darm und Nieren ausgeschieden werden.

Anabolismus
Katabolismus

- Wenn bei den Stoffwechselvorgängen die aufbauenden Prozesse überwiegen, spricht man vom *Anabolismus*, bei abbauenden Vorgängen vom *Katabolismus*; in der Kindheit und Jugend überwiegen anabole Stoffwechselprozesse, bei Erwachsenen besteht annäherndes Gleichgewicht zwischen Auf- und Abbau, mit zunehmendem Alter gewinnen allmählich die katabolen Vorgänge die Oberhand.
- Nach dem Zweck unterscheidet man den Ruhe-, Energie-, Betriebs- und Baustoffwechsel, nach der Art der dabei verwerteten Stoffe den Eiweiß-, Fett-, Kohlenhydrat-, Mineral-, Wasser- und Gasstoffwechsel.

Die Steuerung der Stoffwechselvorgänge erfolgt unwillkürlich durch ein Zentrum im Zwischenhirn

Die Steuerung der Stoffwechselvorgänge erfolgt unwillkürlich durch ein Zentrum im Zwischenhirn, ferner durch die Hirnanhangdrüse als „Dirigent" im Konzert der Hormondrüsen, von denen für den Stoffwechsel vor allem Schilddrüse, Nebennieren, Keimdrüsen und Bauchspeicheldrüse wichtig sind. Schließlich ist auch noch die Leber maßgeblich an den Stoffwechselabläufen beteiligt.

Der Stoffwechsel ist ein Merkmal aller Lebewesen

Der Stoffwechsel ist ein Merkmal aller Lebewesen. Im großen Zusammenhang betrachtet beginnt er mit der Photosynthese, bei der Pflanzen mit Hilfe von Sonnenenergie aus Wasser und Kohlendioxid Stärke und Zucker herstellen. Diese pflanzlichen Kohlenhydrate ermöglichen dann erst den Aufbau von Eiweiß und Fett. Tiere und Menschen, die sich von den Pflanzen ernähren, bilden daraus ihre eigene Körpersubstanz, nach dem Tod bauen Bakterien und andere Kleinstlebewesen den Körper wieder zu einfachen Stoffen ab, die im großen Stoffwechselkreislauf der Natur erneut verwertet werden.

Vitaminproduktion im Darm

Den größten Teil der lebenswichtigen Vitamine nehmen wir mit der vollwertigen Ernährung auf

Den größten Teil der lebenswichtigen Vitamine nehmen wir mit der vollwertigen Ernährung auf. Die gesunde Darmflora trägt dazu indirekt bei, weil sie die Verdauung der Nahrung fördert. Darüber hinaus werden einige Vitamine aber auch von den Darmkeimen selbst gebildet und tragen in unterschiedlichem Maße zur Vitaminversorgung bei. Allerdings kann die Eigenproduktion von Vitaminen die Zufuhr der Vitalstoffe von außen niemals ersetzen, sondern nur ergänzen. Es ist deshalb nicht ganz klar, ob es allein durch Schäden der Darmflora zu Vitaminmangel kommen kann. Da aber die Fehler der üblichen Ernährung sowohl Veränderungen der Darmkeimbesiedlung als auch Vitaminmangel begünstigen, kommen beide Zustände häufig gemeinsam vor.
Folgende Vitamine werden von der intakten Darmflora produziert:

Vitamin K

Vitamin K (Phyllochinon)
Man unterscheidet Vitamin K_1, das insbesondere in den grünen Blättern von Pflanzen enthalten ist, und Vitamin K_2, das von der Darmflora hergestellt wird, sowie das synthetisch gebildete Vitamin K_3 (Menadion), das im Gegensatz zu den fettlöslichen Verbindungen K_1 und K_2 wasserlöslich ist.
Der Vitalstoff wird für die Bildung von Blutgerinnungsstoffen (vor allem Faktor VII und Prothrombin) in der Leber benötigt.

Ein Mangel führt zur deutlich verlängerten Blutgerinnungszeit und Neigung zu schweren Blutungen.

Tagesbedarf an Vitamin K

Der Tagesbedarf an Vitamin K ist nicht genau bekannt, man schätzt ihn auf etwa 10 Mikrogramm je kg Körpergewicht. Normalerweise wird er durch Vollwertkost gedeckt, Mangelzustände treten selten auf, insbesondere bei Leber-Gallen-Erkrankungen und starken Blutverlusten nach chirurgischen Eingriffen oder schweren Verletzungen.
Das von der Darmflora gebildete Vitamin K_2 trägt wenig zur Deckung des Bedarfs bei, weil es nur in geringem Umfang aufgenommen wird.

Vitamin B_2

Vitamin B_2 (Riboflavin)
Der wasserlösliche Vitalstoff ist in allen Geweben und Zellen vorhanden und für die Energiegewinnung aus den Nährstoffen von großer Bedeutung, ferner am Aufbau bestimmter Wirkstoffe (z. B. Fettsäuresynthese) beteiligt und außerdem für das Sehvermögen wichtig.

Mangelzustände

Leichtere Mangelzustände als Folge der üblichen Fehlernährung beobachtet man heute häufig; sie können auch durch die Eigenproduktion der Darmflora nicht verhütet werden. Symptomatisch dafür sind vor allem Risse in den Mundwinkeln und Veränderungen an Lippen, Zunge und Nasenschleimhaut. Schwere Mangelsymptome, die vor allem Haut, Schleimhäute und Augen schädigen und das Wachstum verzögern, treten bei uns nur noch selten auf.

Tagesbedarf an Riboflavin

Der Tagesbedarf an Riboflavin liegt bei Neugeborenen um 0,075 mg je kg Körpergewicht, bei Erwachsenen bei 0,025 mg je kg Körpergewicht. Bei gesteigerter Stoffwechselaktivität in der Schwangerschaft und Stillzeit, bei erhöhter Muskelarbeit und Fieber erhöht sich der Tagesbedarf.

Biotin

Biotin
Dieses Vitamin gehört zum B-Komplex und ist in schwacher Konzentration in allen Zellen vorhanden. Es gilt für alle Lebewesen als Wachstumsfaktor. Im Stoffwechsel ist es an zahlreichen Reaktionen beteiligt, unter anderem an der Fettsäuresynthese. Außerdem ergänzt es Vitamin K bei der Synthese des Blutgerinnungsfaktors Prothrombin.

Tagesbedarf

Der Tagesbedarf wird mit ungefähr 1,7 – 4,3 Mikrogramm je kg

Körpergewicht angegeben und meist gedeckt, denn Mangelsymptome sind beim Menschen sehr selten. Sie machen sich vor allem durch schuppige Hautveränderungen bevorzugt an Händen, Armen und Beinen bemerkbar. Bei längeren, ausgeprägten Mangelzuständen kommt es auch – insbesondere bei Kleinkindern – zur Austrocknung und Verfärbung der Haut und Schleimhäute.

Früher nahm man an, daß der Biotinbedarf ausschließlich durch die Eigenproduktion der Darmbakterien gedeckt werden könnte, aber das trifft nach neuen Erkenntnissen wahrscheinlich nicht zu; zwar produziert die Darmflora Biotin, aber es steht dem Körper nur in geringem Maße zur Verfügung.

Folsäure

Folsäure

Darunter versteht man mehrere wasserlösliche Verbindungen, die zum Vitamin-B-Komplex gehören und sich nur geringfügig unterscheiden. Als Enzymbestandteil wirkt Folsäure bei verschiedenen biochemischen Stoffwechselprozessen mit; insbesondere ist sie für die Synthese der Nukleinsäuren (und damit für die Zellteilung) und in Verbindung mit Vitamin B_{12} für die Bildung und Reifung der roten Blutkörperchen erforderlich.

Tagesbedarf

Der Tagesbedarf wird mit ungefähr 200 Mikrogramm angegeben, kann aber nur schwer genau geschätzt werden, weil man noch nicht sicher weiß, in welchem Umfang die Eigenproduktion der Darmflora an Biotin zur Bedarfsdeckung beiträgt. Während der Schwangerschaft und Stillzeit erhöht sich der Bedarf. Mangel führt fast immer zur Blutarmut (megaloblastische Anämie), die besonders schwerwiegend ausfällt, wenn gleichzeitig zu wenig Eisen und/ oder Vitamin B_{12} zur Verfügung steht. Außerdem kann es zu krankhaften Veränderungen der Mundschleimhaut und Magen-Darm-Störungen mit Durchfall kommen.

Nikotinsäure

Nikotinsäure

Das wasserlösliche Vitamin der B-Gruppe wird teils mit der Nahrung zugeführt, teils vom Organismus selbst aus dem Eiweißbaustein Tryptophan hergestellt; an der körpereigenen Produktion sind auch die Darmbakterien beteiligt. Ähnlich wie Vitamin B_2 wirkt auch Nikotinsäure bei der Energiegewinnung aus der Nahrung mit.

Tagesbedarf

Der Tagesbedarf ist nicht genau bekannt, wird aber normalerweise gedeckt, wenn 9 - 15 mg des Vitamins zugeführt werden. In der Stillzeit, im Wachstum, bei Verdauungsstörungen, fieberhaften Krankheiten und schwerer körperlicher Arbeit steigt der Bedarf, außerdem wird er vermutlich auch durch hohe Flüssigkeitszufuhr gesteigert.

Mangelsymptome

Mangel an Nikotinsäure führt zu Verdauungsstörungen mit Durchfall, schweren Hautentzündungen, Müdigkeit, Kopfschmerzen, Schwindel, Schlafstörungen, bei ausgeprägtem Mangel kann es auch zu Depressionen und sogar zu Verwirrtheitszuständen kommen.

Auch wenn heute noch nicht endgültig zu beurteilen ist, welche Bedeutung der Vitaminproduktion durch die Darmflora zukommt, darf sie doch nicht vernachlässigt werden. Die Natur würde wohl kaum dafür sorgen, daß die Darmkeime verschiedene Vitamine herstellen, wenn diese nicht mit für die Deckung des Bedarfs herangezogen würden. Hier fehlen uns wahrscheinlich einfach noch genügende Kenntnisse.

Immunfunktionen des Darms

Das körpereigene Abwehrsystem wurde in der Schulmedizin viel zu wenig beachtet

Das körpereigene Abwehrsystem, das man auch als den „inneren Arzt" bezeichnet, wurde in der Schulmedizin lange viel zu wenig beachtet. Über den therapeutischen Fortschritten vergaß man, daß die beste Arznei nur unzureichend wirkt oder gänzlich versagt, wenn die „Natur" eines Menschen nicht mit zur Heilung beiträgt. Inzwischen ändert sich diese falsche Einstellung, in letzter Zeit schenkte man dem Immunsystem mehr Aufmerksamkeit und gelangte bei den Forschungen bereits zu wichtigen Erkenntnissen. Sie können für die Medizin der Zukunft von revolutionärer Bedeutung werden.

Der Darm mit seinen Lymphknötchen und der Darmflora spielt eine wichtige Rolle für die Abwehrkräfte

Unter anderem gehört dazu auch die Einsicht, daß der Darm mit seinen Lymphknötchen und der Darmflora eine wichtige Rolle für die Abwehrkräfte spielt.

So arbeitet das Immunsystem

Im Rahmen dieses Buchs ist es unmöglich und zum Verständnis auch nicht erforderlich, die Funktionen des Immunsystems umfassend darzustellen. Wir beschränken uns auf eine kurze, stark vereinfachte Übersicht der wichtigsten Teile des Abwehrsystems und ihrer Aufgaben.

Die Grundlage der Immunfunktionen bildet das lymphatische System, bei dem man folgende Organe unterscheidet:

Zentrale lymphatische Organe

Zentrale lymphatische Organe
Dazu gehören neben der Thymusdrüse, die hinter dem Brustbein sitzt, noch Gewebsstrukturen, die der *Bursa Fabricii* der Vögel (ein Lymphorgan, das sich während der Entwicklung der Tiere vom Enddarm ausstülpt und in dem die B-Lymphozyten für ihre späteren Aufgaben „geschult" werden) ähneln, beim Menschen und anderen Säugetieren aber noch nicht nachgewiesen wurden. Möglicherweise handelt es sich dabei um lymphatische Gewebe (Bursa-Äquivalente) im Darm und Blinddarm. In diesen Organen „lernen" die aus dem Knochenmark stammenden Zellen, später entweder als B-Lymphozyten (bursaabhängig) Antikörper zu bilden oder als T-Lymphozyten (thymusabhängig) die Zellabwehr zu ermöglichen.

Periphere lymphatische Organe

Periphere lymphatische Organe
Das sind Lymphknoten, Mandeln, Milz und lymphatische Gewebe im Darm, die teils selbst Lymphozyten und Antikörper bilden, teils andere Aufgaben erfüllen (die Milz baut zum Beispiel alte rote Blutkörperchen ab, wobei der Gallenfarbstoff Bilirubin entsteht, die Lymphknoten reinigen die Lymphe von Fremdstoffen).

Tägliche Produktion an Lymphozyten

Insgesamt produzieren die lymphatischen Gewebe täglich rund 35 Milliarden B- und T-Lymphozyten, bei Krankheiten bis zu 560 Milliarden am Tag. Wenn die B-Lymphozyten in Kontakt mit einem Krankheitserreger oder anderen schädlichen Stoff kommen, entstehen Gedächtnis-(Memory-) und Plasmazellen. Die langlebigen Gedächtniszellen erfüllen so lange keine Funktionen, bis ein Erreger oder anderer schädlicher Stoff angreift, den sie bereits kennen. Dann stellen sie den Plasmazellen rasch alle Informationen zur Verfügung, nach denen diese spezielle Antikörper zur Abwehr produzieren.
Bei den T-Lymphozyten unterscheidet man folgende Arten:

Killerzellen

- *Killerzellen*, die nicht wie Antikörper speziell gegen einen schädlichen Stoff gerichtet sind, sondern alle vernichten, die mit spezifischen Antikörpern beladen sind (auch Krebszellen);

Helferzellen

- *Helferzellen*, welche die Reifung der B-Lymphozyten zu Antikörper-produzierenden Plasmazellen fördern, indem sie dafür sorgen, daß die Memoryzellen ihre Informationen rasch zur Verfügung stellen;

Suppressorzellen

- *Suppressorzellen*, die verhindern, daß die Abwehrreaktionen überschießen und selbst zur Krankheitsursache werden.

Gammaglobuline

Interferone

Properdin

Abwehrfermente

Antitoxine

Neben den Lymphozyten gibt es noch unspezifisch gegen alle Schäden gerichtete Abwehrstoffe, und zwar: *Gamma-(Immun-)globuline*, die hauptsächlich aus den Antikörpern bestehen, die der Organismus im Lauf des Lebens gebildet hat; *Interferone*, die vorwiegend gegen Viren gerichtet sind, diese aber nicht direkt angreifen, sondern durch Bildung einer Zwischensubstanz schädigen (sie wirken aber auch gegen einige Bakterien und Krebszellen); *Properdin*, das als unspezifischer Abwehrstoff ständig mit dem Blut durch den Körper kreist und gegen Bakterien und Viren wirksam ist; *Abwehrfermente*, die körperfremdes Eiweiß und Zellgewebe (auch Krebszellen) enzymatisch vernichten können; *Antitoxine* zur Abwehr von pflanzlichen, tierischen und bakteriellen (aber nicht chemischen) Giftstoffen.

Gesteuert werden die Immunreaktionen vor allem durch das vegetative Nervensystem

Mit diesen „Waffen" kann das Immunsystem den Organismus vor zahlreichen Krankheiten schützen oder sie rasch wieder ausheilen. Gesteuert werden die Immunreaktionen vor allem durch das vegetative Nervensystem und das eng mit diesem zusammenarbeitende System der Hormondrüsen (insbesondere die Nebennieren). Ferner sind an den Abwehr- und Selbstheilungsregulationen noch Blutgerinnung, Wundheilung durch Gewebsneubildung, Kreislaufregulation und die Abwehrfunktionen der Haut beteiligt, auf die hier nicht weiter eingegangen werden kann.

Immunzellen des Darms

In der gesamten Darmschleimhaut befinden sich zahlreiche Lymphknötchen. Sie fließen im unteren Dünndarm zu den

Peyer-Platten (Plaques) zusammen und kommen auch im Blinddarm und Wurmfortsatz besonders reichlich vor, so daß man diese beiden ersten Abschnitte des Dickdarms auch als „Bauchmandel" bezeichnet.

Die Lymphknötchen sind unentbehrlich für die örtliche Abwehr von Darminfektionen

Die Lymphknötchen sind unentbehrlich für die örtliche Abwehr von Darminfektionen. Sie ähneln darin den Mandeln im Hals-Rachen-Raum, die ebenfalls lokale Infektionen abwehren. Bei der schweren Infektionskrankheit Typhus treten die Lymphknötchen beispielsweise beetartig hervor und zerfallen geschwürig, was man durchaus mit den Reaktionen der Hals-Rachen-Mandeln bei Infektionen vergleichen kann. Darüber hinaus diskutiert man, ob die Peyer-Plaques und anderen Lymphknötchen auch eine Rolle bei der allgemeinen Abwehr spielen. Dafür gibt es deutliche Hinweise. So lehrt zum Beispiel die praktische Erfahrung, daß nach chirurgischer Entfernung der chronisch entzündeten Gaumenmandeln bald gehäuft Entzündungen des Wurmfortsatzes auftreten; das läßt sich vielleicht daraus erklären, daß der Wurmfortsatz einen Teil der Abwehrfunktionen der Mandeln zu übernehmen versucht, dadurch überfordert wird und sich entzündet.

Tiere ohne Lymphknötchen und Peyer-Platten im Darm sind nicht lebensfähig

Außerdem stellte man in Tierversuchen fest, daß Tiere ohne Lymphknötchen und Peyer-Platten im Darm nicht lebensfähig sind, sondern bald an schwerer allgemeiner Abwehrschwäche sterben. Schließlich zeigte sich, daß Pollenallergien (wie Heuschnupfen) auch gebessert oder geheilt werden können, wenn man keine Desensibilisierung durch Injektionen, sondern durch Einnahme von Pollen durchführt; auch dieses Ergebnis deutet darauf hin, daß die allgemeine Abwehrkraft mit von den Lymphknötchen im Darm abhängig ist.

Zwischen den Immunfunktionen der Lymphknötchen im Darm und der Darmflora besteht ein enger Zusammenhang. Das ergaben Versuche mit Tieren, die völlig steril aufgezogen wurden und deshalb keine Darmflora ausbilden konnten. Im Vergleich zu einer normal aufgezogenen Kontrollgruppe war bei ihnen das gesamte lymphatische Gewebe um 75 % verringert, im Darm fehlten die Lymphknötchen und Peyer-Platten völlig. Deshalb starben die Tiere bald infolge schwerer Immunschwäche.

Darmkeime trainieren die Abwehr

Ständiges Training des Immunsystems ist notwendig

Wenn das Immunsystem nicht ständig „geübt" wird, büßt es an Schlagkraft ein und kann selbst leichtere Krankheiten nicht mehr erfolgreich abwehren, die allgemeine Krankheitsanfälligkeit nimmt deutlich zu. Neben regelmäßiger Abhärtung durch frische Luft und Wasseranwendungen trainieren nach heutigem Wissen auch die Darmbakterien die Abwehrfunktionen. In den Bakterienwänden befinden sich nämlich chemische Verbindungen, die sonst nicht in der Natur vorkommen, wie Muramin- und Teichonsäure, D-Alanin und L-Lysin.

Da ständig Darmkeime absterben, werden diese Stoffe dauernd freigesetzt. Sie wirken auf das Immunsystem als Reiz, der die Bildung von Antikörpern provoziert. Durch diese andauernde Stimulierung bleibt die Körperabwehr stets „in Übung" und kann auch gegen echte schädliche Einflüsse sofort vorgehen.

Bei Störungen der Darmflora wird die allgemeine Abwehr- und Widerstandskraft erheblich geschwächt

Bei Störungen der Darmflora dagegen wird die allgemeine Abwehr- und Widerstandskraft erheblich geschwächt. Das hat nicht nur ein erhöhtes Infektionsrisiko zur Folge, sondern begünstigt wahrscheinlich auch Krebskrankheiten. Im Körper treten ja immer wieder entartete Zellen auf, die nur bei intakter Abwehr sofort vernichtet werden können, ehe sich daraus ein Tumor bildet. Tatsächlich stellt man bei den meisten Krebskranken oft schwere Störungen der Darmflora fest.*

Die Darmkeime sind offenbar mit für die Bildung von lymphatischem Gewebe zuständig

Neben dem ständigen Training der Immunfunktionen sind die Darmkeime offenbar mit für die Bildung von lymphatischem Gewebe zuständig, insbesondere von Lymphknötchen und Peyer-Platten in der Darmschleimhaut (siehe auch Immunzellen des Darms). Außerdem sammeln sich bei Störungen der Darmflora Nahrungsreste, die einen günstigen Nährboden für schädliche Bakterien abgeben, und giftige Stoffwechselprodukte, die das Immunsystem teilweise blokkieren, im Darm an. Schließlich darf man nicht vergessen, daß die Aufschließung und Verwertung der Nahrungsbestand-

* Zur weiteren Information empfehlen wir das Buch „Krebs vorbeugen – Strategien gegen eine vermeidbare Krankheit" von Gerhard Leibold, erschienen im Dr. Werner Jopp Verlag, Wiesbaden.

teile, die mit zu einem intakten Immunsystem beiträgt, auch von einer gesunden Darmflora abhängt.

Der Darm schützt sich auch selbst auf verschiedene Weise gegen Infektionen

Abgesehen von diesen allgemeinen Wirkungen auf das gesamte Immunsystem schützt sich der Darm auch selbst auf verschiedene Weise erfolgreich gegen Infektionen. Die nach unten gerichtete Peristaltik beugt dem Aufsteigen schädlicher Mikroorganismen vor, die entweder die natürliche Flora verändern oder sogar zu akuten Infektionen führen. Bei chronischer Verstopfung und Mißbrauch von Abführmitteln versagt dieser Peristaltikschutz teilweise, aber auch bei beschleunigter Peristaltik wird die Darmflora gestört, weil sich keine ausreichende residente Keimbesiedlung aufbauen kann.

Einige Darmkeime sondern sogar Stoffwechselprodukte mit natürlicher antibiotischer Wirkung ab

Einige der nützlichen Darmkeime sondern sogar Stoffwechselprodukte mit natürlicher antibiotischer Wirkung ab, die das Wachstum schädlicher Bakterien hemmen. Die Darmzotten werden von der residenten Darmflora umgeben, die wie ein schützender Wall die schädlichen Keime abdrängt; deshalb kann es erst bei zu dünner Flora, die den Krankheitserregern Angriffsflächen bietet, zu Infektionen der Schleimhaut kommen. Schließlich sorgen kurzkettige Fettsäuren mit antibakterieller Wirkung für den Schutz des Darms vor schädlichen Keimen.

Der Tod kommt aus dem Darm

Die heute verbreiteten, oft chronischen Beschwerden können mit zu vorzeitigem Altern beitragen und zahlreiche Krankheiten begünstigen

Natürlich lassen sich längst nicht alle Todesfälle unmittelbar auf Darmkrankheiten und Störungen der Darmflora zurückführen, wie die Medizin früher zeitweise annahm. Aber wegen der Bedeutung der Darmfunktionen für den gesamten Organismus können die heute verbreiteten, oft chronischen Beschwerden durchaus mit zu vorzeitigem Altern beitragen und zahlreiche Krankheiten begünstigen, so daß der Tod letztlich doch oft aus dem Darm kommen kann. Darmpflege bedeutet deshalb immer auch allgemeine Vorsorge für die Gesundheit.

Das nimmt der Darm übel

Viele Darmschäden und Störungen der Darmflora stehen in enger Beziehung mit der heute üblichen Fehlernährung

Bewegungsmangel läßt den Darm erschlaffen

Streß und Hektik tragen oft zu Funktionsstörungen des Darms bei

Viele Darmschäden und Störungen der Darmflora stehen in enger Beziehung mit der heute üblichen Fehlernährung und den zahlreichen Zusatzstoffen und Umweltgiften, die sich in den Lebensmitteln befinden. Ein weiterer wichtiger zivilisatorischer Faktor, an den man oft nicht denkt, ist der verbreitete Bewegungsmangel, der den Darm erschlaffen läßt. Abführmittel, die nicht selten in der guten Absicht eingenommen werden, den Darm zu entlasten, schädigen ihn bei häufiger Anwendung ebenfalls, Antibiotika töten neben Krankheitserregern auch die nützlichen Darmkeime ab und dürfen deshalb nur bei ernsteren Krankheiten verwendet werden. Schließlich tragen auch noch Streß und Hektik des modernen Alltags oft zu Funktionsstörungen des Darms bei, aus denen im Lauf der Zeit ernstere Krankheiten entstehen können.

Es ist schon eine ganze Menge, was viele Menschen heute ihrem Körper zumuten. Deshalb wundert es nicht, wenn neben anderen Zivilisationskrankheiten (z. B. Arterienverkalkung) auch Darmerkrankungen und Störungen der Darmflora auf dem Vormarsch sind.

Häufige Fehler der üblichen Kost

Die heute übliche Ernährungsweise weicht deutlich von den Grundsätzen einer vollwertigen Kost ab

Die heute übliche Ernährungsweise weicht deutlich von den Grundsätzen einer vollwertigen Kost ab. Das führt zu der paradoxen Situation, daß viele Menschen sich überreichlich ernähren, aber trotzdem an Mangelzuständen leiden. Auf einen einfachen Nenner gebracht, kann man den heutigen Ernährungszustand großer Teile der Bevölkerung wie folgt beschreiben:

Sie essen insgesamt zu viel, insbesondere zu reichlich tierische Eiweiße, Fette und denaturierte Kohlenhydrate, aber zu wenig naturbelassene pflanzliche Kost. (Auf die Problematik der Süßigkeiten und anderer Genußmittel gehen wir im nächsten Kapitel gesondert ein.)

Fehler der Zivilisationskost

Es führte zu weit, hier alle möglichen Fehler der Zivilisationskost anzuführen. Für den Darm und seine Bakterienflora sind vor allem die folgenden wichtig:

Zu wenig pflanzliche Nahrung

- Zu wenig pflanzliche Nahrung (insbesondere Rohkost) mit ausreichend Ballaststoffen, die als „Darmbesen" für die regelmäßige Stuhlentleerung sorgen; dadurch kommt es zur chronischen Darmträgheit mit Selbstvergiftung des ganzen Körpers durch die zu selten ausgeschiedenen Schlacken und Giftstoffe, die Darmflora wird geschädigt, die Darmschleimhaut gereizt, und es können Divertikel (Ausstülpungen) der Darmwand entstehen.

Zu viel tierisches Eiweiß

- Zu viel tierisches Eiweiß erzeugt Fäulnisprozesse im Darm mit Blähungen; dabei bilden sich schädliche Stoffe, die wieder in den Körper gelangen, und die Darmflora verändert sich.

Zu viele denaturierte Kohlenydrate

- Zu viele denaturierte Kohlenhydrate (wie Weißmehlprodukte) führen zu Gärungsprozessen im Darm mit den gleichen Folgen wie tierische Eiweiße.

Zu viel Fett

- Durch zu viel Fett können freie Fettsäuren bis in den Dickdarm gelangen und dort die Darmflora schädigen und die Darmschleimhaut reizen.

Außerdem werden auch noch Magen, Leber, Gallenblase und Bauchspeicheldrüse durch die Fehlernährung überfordert. Dadurch kommt es zu allgemeinen Verdauungsstörungen, die auch den Darm in Mitleidenschaft ziehen. Schließlich belastet die falsche Kost auch noch den Stoffwechsel und begünstigt vor allem Zuckerkrankheit und Gicht.

Süßigkeiten und andere Genußmittel

Süßigkeiten führen zu Gärungsprozessen im Darm, die Blähungen verursachen

Süßigkeiten gehören zu den denaturierten Kohlenhydraten. Sie führen also zu Gärungsprozessen im Darm, die Blähungen verursachen. Die Gase stammen vor allem aus dem Stoffwechsel der Kolibakterien, die bei der Verdauung von Süßigkeiten vor allem Wasserstoff und Kohlendioxid absondern.

In erster Linie sind es Disaccharide (wie Rohr- und Rübenzukker) und Trisaccharide (z. B. Raffinose aus Zuckerrüben), die schlecht vertragen werden. Dabei handelt es sich ausgerechnet um die Zuckerarten, die im üblichen Haushaltszucker reichlich vorhanden sind.

Bei der Vergärung der Zucker im Darm entstehen schädliche chemische Verbindungen

Bei der Vergärung der Zucker im Darm entstehen chemische Verbindungen, die schädlich für die Darmschleimhaut und die Darmflora werden können. Überdies gelangen sie zum Teil durch die Darmwand wieder in den Körper und können auch allgemeine Gesundheitsstörungen verursachen, zum Beispiel die Schwächung der Abwehrkräfte.

Andere Genußmittel wirken nicht direkt auf den Darm und seine Bakterienflora, können ihn aber durch allgemeine Verdauungsbeschwerden in Mitleidenschaft ziehen. Das gilt zum

Alkohol, Kaffee und scharfe Gewürze

Beispiel für die Genußmittel Alkohol, Kaffee und scharfe Gewürze. Sie reizen vor allem den Magen, wo es zur chronischen Übersäuerung und ungenügenden Vorverdauung der Nahrung kommt. Kaffee wird außerdem oft von der Gallenblase schlecht vertragen, Alkohol schädigt die Leber.

Da die Funktionen der einzelnen Verdauungsorgane sehr fein aufeinander abgestimmt werden müssen, kann sich jede Störung eines Organs auf alle anderen auswirken, auch auf den

Darm. Die Übersäuerung des Magens führt zum Beispiel im Darm zu einem sauren Milieu, das die Schleimhaut reizt und die Darmflora schädigt.

> Genußmittel dürfen deshalb nur sehr mäßig verwendet werden, damit sie keine chronischen Schäden anrichten. Nur dann können sie auch einen echten Genuß vermitteln, während man bei gewohnheitsmäßigem Gebrauch bald dagegen abstumpft.

Lebensmittelzusätze und Umweltgifte

Die Nahrung wird heute mit zahlreichen Aroma-, Farb- und Konservierungsstoffen versetzt. Sie sollen Geschmack, Aussehen und Haltbarkeit verbessern. Inzwischen betreibt man schon ein regelrechtes „Food-Design“, dessen Produkte mit gesunden, naturbelassenen Lebensmitteln nur noch wenig gemein haben.

Zunahme der Nahrungsmittelallergien

Manche der Zusätze sind harmlos, weil sie aus natürlichen Stoffen gewonnen werden, andere bestehen vorwiegend aus Chemie. Auch wenn die Lebensmittelzusätze offiziell zugelassen sind und jeder für sich in kleinen Mengen die Gesundheit nicht gefährdet, können sie doch zu Schäden führen. Unter anderem erklärt sich die Zunahme der Nahrungsmittelallergien teilweise daraus. Außerdem häufen sich manche der Zusätze im Lauf der Zeit im Körper an, so daß die verträgliche Dosis überschritten wird.

> Für den Darm können viele der gebräuchlichen Lebensmittelzusätze zur Gefahr werden. Neben allergischen Reaktionen erzeugen sie unter Umständen auch Entzündungen der Darmschleimhaut. Die Darmflora wird besonders von den Konservierungsstoffen betroffen, denn diese unterscheiden (ähnlich wie Antibiotika) natürlich nicht zwischen schädlichen und nützlichen Keimen.

Eine weitere Gefahr geht von den Rückständen in Lebensmitteln aus

Eine weitere Gefahr geht heute von den Rückständen aus, die sich inzwischen in vielen Lebensmitteln befinden. Sie stammen zum Teil aus der unnatürlichen Fütterung der Schlachttiere (man denke an die Kälberhormonskandale) und der Verabreichung von Antibiotika und anderen Arzneimitteln zur Mast. Zwar dürfen sich solche Rückstände nicht mehr in Fleischwaren befinden, wenn diese zum Verbraucher gelangen, aber die gesetzlichen Bestimmungen werden immer wieder umgangen. Hinzu kommen die Umweltgifte, die von den Tieren mit pflanzlicher Nahrung und Wasser aufgenommen werden.

In pflanzlicher Kost finden sich oft Rückstände von Dünge- und Spritzmitteln, außerdem ebenfalls Giftstoffe aus der Umwelt, die mit den Niederschlägen, aus dem Boden und mit dem Wind auf die Pflanzen gelangen.

Alle Rückstände in der Nahrung können auch den Darm und seine Bakterienflora schädigen

Alle diese Rückstände in der Nahrung können auch den Darm und seine Bakterienflora schädigen, von den anderen Folgen für die Gesundheit ganz abgesehen. Allergische Darmreaktionen, Reizungen und Entzündungen der Darmschleimhaut und Vernichtung der Darmflora durch Gifte oder Antibiotikarückstände sind die häufigsten Folgen.

Gesunde Lebensmittel aus biologischem Anbau oder artgerechter Tierhaltung können heute zwar auch nicht mehr frei von Umweltschadstoffen sein, weil diese überall vorhanden sind. Bei den Produkten seriöser Hersteller darf man aber wenigstens sicher sein, daß sich darin keine künstlichen Zusätze, Arzneimittel-, Dünge- und Spritzmittelrückstände befinden. Deshalb sollten solche Lebensmittel, die man am besten aus kontrollierter Erzeugung im Reformhaus kauft, zur Ernährung bevorzugt werden.

Bewegungsmangel läßt den Darm erschlaffen

Beeinflussung der Verdauungsfunktionen

Ausreichend körperliche Bewegung beeinflußt die Verdauungsfunktionen auf mehrfache Weise:

- Die Durchblutung im Bauchraum wird gut angeregt, so daß die Verdauungsorgane mehr Sauerstoff für ihre Arbeit erhalten;

- das Training kräftigt die Bauchmuskulatur, die dem Darm Halt gibt;
- die Muskelbewegungen üben eine Art „Massage“ auf den Darm aus, die seine Peristaltik anregt und Blähungen austreibt;
- die vertiefte Atmung trainiert das Zwerchfell, das ebenfalls eine „Darmmassage“ durchführt;
- Verkrampfungen des Darms, die oft zur spastischen (krampfartigen) Verstopfung führen, können sich durch die Bewegung lösen.

Angesichts dieser günstigen Wirkungen der regelmäßigen körperlichen Bewegung wird verständlich, weshalb der verbreitete Mangel an Aktivität die Darmfunktionen stört.

Durch die Erschlaffung der Bauchmuskulatur kann auch der Darm erschlaffen

Durch die Erschlaffung der untrainierten Bauchmuskulatur kann auch der Darm erschlaffen; dann läßt seine Peristaltik nach, der Nahrungsbrei staut sich, und es kommt zur chronischen Darmträgheit mit Wiederaufnahme schädlicher Stoffe aus dem Stuhl sowie zur Schädigung der Darmflora. Insgesamt wird die Verdauung und Aufnahme der Nahrungsbestandteile behindert.

Trainingsprogramm

Man muß kein „heroisches“ Training absolvieren, um die Bauchdecken und den Darm straff zu halten und viele Funktionsstörungen zu vermeiden. Täglich 2mal 10 Minuten Gymnastik, bei der man auch spezielle Übungen zur Kräftigung der Bauchmuskulatur durchführt, und mindestens 3mal wöchentlich 30 Minuten Ausdauersport (z. B. flottes Gehen, Dauerlauf oder Radfahren) an der frischen Luft genügen bereits, um die Verdauungsfunktionen zu fördern.

Mißbrauch von Abführmitteln

Abführende pflanzliche oder chemische Arzneimittel gehören heute in allen westlichen Industriestaaten zu den am häufigsten ge- und mißbrauchten Medikamenten, weil die übliche ballaststoffarme Ernährung und der Mangel an Bewegung bei vielen Menschen zur chronischen Darmträgheit führen.

Häufig werden sie ohne fachmännische Verordnung eingenommen

Häufig werden sie ohne fachmännische Verordnung eingenommen. Im Lauf der Zeit muß die Dosis erhöht werden, damit man überhaupt noch eine Wirkung erzielt. Schließlich ist der

Darm dadurch so geschädigt, daß sich auch durch hohe Dosierung kein Stuhlgang mehr erzwingen läßt.

Der häufige oder dauernde Gebrauch von Abführmitteln schädigt den Darm und die Darmflora

Der häufige oder dauernde Gebrauch von Abführmitteln schädigt den Darm und die Darmflora. Das gilt auch für pflanzliche Mittel (wie Faulbaum und Senna), die oft als harmlos angesehen werden, denn auch sie können die Stuhlentleerung nur künstlich erzwingen. An der Darmschleimhaut treten Reizungen und chronische Entzündungen auf, die auch zur Verkrampfung des Darms mit „paradoxer" Verstopfung führen können. Die Peristaltik des Darms wird durch Abführmittel vermindert, so daß schädliche Keime aufsteigen und die gesunde Darmflora überwuchern. Außerdem drohen durch die erzwungenen dünnflüssigen Stühle bald Mangelzustände an Vitalstoffen, weil die Nahrung nicht mehr richtig verwertet werden kann.

Die Peristaltik des Darms wird durch Abführmittel vermindert

Abführmittel können immer nur bei akuter Verstopfung einmal rasche Hilfe bringen, die Probleme aber auf Dauer nicht lösen. Deshalb dürfen sie niemals gewohnheitsmäßig eingenommen werden. Wer unter chronischer Darmträgheit leidet, sollte zunächst durch fachmännische Untersuchung klären lassen, ob behandlungsbedürftige krankhafte Ursachen dahinterstehen. In vielen Fällen wird die Untersuchung freilich ohne Ergebnis bleiben. Dann müssen mehr Ballaststoffe mit der Nahrung zugeführt werden, außerdem ist auf ausreichend Bewegung zu achten. Wenn seelisch-nervöse Ursachen durch Verkrampfung des Darms zur Verstopfung führen, sind überdies Entspannungsübungen angezeigt.

Niemals gewohnheitsmäßig einnehmen

Eine zusätzliche Sanierung der Darmflora empfiehlt sich bei chronischer Darmträgheit, denn es bestehen fast immer Schäden an der natürlichen Keimbesiedlung des Darms.

Antibiotika töten nützliche Darmbakterien

Antibiotische Arzneimittel hemmen das Wachstum von Krankheitserregern oder töten sie ab

Antibiotische Arzneimittel hemmen das Wachstum von Krankheitserregern oder töten sie ab. Die keimfeindliche Wirkung beschränkt sich aber nicht auf schädliche Bakterien, sondern kann auch verschiedene nützliche Darmkeime hemmen oder abtöten. Dadurch kommt es dann zu Verdauungsstörungen, und die geschädigte Darmflora kann andere Bakterien, die von den Antibiotika nicht vernichtet werden, nicht mehr unter Kontrolle halten; sie wandern nach oben und überwuchern die nützlichen Darmkeime. Außerdem besteht die Gefahr, daß sich im Darm Bakterienstämme entwickeln, die unempfindlich (resistent) gegen Antibiotika sind.

Die Anwendung von Antibiotika darf nicht schon bei leichteren Infektionen erfolgen

Das alles spricht natürlich nicht grundsätzlich gegen die Einnahme von Antibiotika bei bakteriellen Infektionskrankheiten, die von der Körperabwehr nicht wirksam genug bekämpft werden können und vielleicht sogar akut lebensbedrohlich verlaufen. Aber die Anwendung von Antibiotika darf nicht schon bei leichteren Infektionen erfolgen, die auch durch Steigerung der körpereigenen Abwehrkräfte meist bald zu heilen sind und nicht ernster verlaufen; insbesondere dürfen Antibiotika nicht gegen Virusinfektionen (wie Erkältung, Grippe) verabreicht werden, denn gegen Viren sind sie machtlos.

Nach Abschluß der Antibiotikatherapie ist eine Nachbehandlung mit Bakterienpräparaten erforderlich

Die Entscheidung über eine Antibiotikabehandlung kann nur der Therapeut je nach Einzelfall treffen, Reste früher verordneter antibiotischer Medikamente dürfen nie in eigener Verantwortung verwendet werden. Nach Abschluß der Antibiotikatherapie ist eine Nachbehandlung mit Bakterienpräparaten erforderlich, damit die geschädigte Darmflora rascher wieder aufgebaut wird.

Streß und Hektik des Alltags

Die seelisch-nervösen Belastungen des täglichen Lebens stören indirekt die Darmfunktionen

Die seelisch-nervösen Belastungen des täglichen Lebens, denen wir heute alle mehr oder minder stark ausgesetzt sind, stören nicht selten indirekt die Darmfunktionen erheblich. Oft beginnt das bereits im Magen, der auf solche Einflüsse mit vermehrter oder verminderter Säureproduktion, chronischen Entzündungen oder Geschwüren der Schleimhaut reagieren kann. Dann ist er nicht mehr in der Lage, die Nahrung vor dem Übertritt in den Darm optimal vorzuverdauen, so daß auch der Darm geschädigt wird. Häufig betreffen die seelisch-nervösen Faktoren auch den Zwölffingerdarm, dessen Geschwüre ebenfalls zu den psychosomatischen (seelisch-körperlichen) Krankheiten gerechnet werden.

Die Folgen für den übrigen Darm ähneln denen bei Magenstörungen. Am Darm selbst können die seelisch-nervösen Ein-

Verkrampfungen mit spastischer Verstopfung und gestörte Verdauung der Nahrung

flüsse vor allem zu Verkrampfungen mit spastischer Verstopfung und zu gestörter Verdauung der Nahrung führen. Alle diese Folgen wirken sich schädigend auf die Darmflora aus.

Für das Verdauungssystem sind seelisch-nervöse Einflüsse besonders dann sehr schädlich, wenn es bereits durch die falsche Zivilisationskost vorbelastet ist. Dann können die psychosomatischen Faktoren nicht mehr ausgeglichen werden und verursachen ausgeprägte Funktionsstörungen und organische Krankheiten. Deshalb darf sich die Behandlung nicht mit Entspannungstherapie gegen die seelisch-nervösen Ursachen begnügen, sie muß durch die sinnvolle Änderung der falschen Ernährungsweise ergänzt werden.

Darmkrankheiten – eine „Zivilisationsseuche“

Bei Naturvölkern kommen sie selten vor

Bei den Naturvölkern, die sich durch einfache, grobe Kost mit reichlich pflanzlichen Ballaststoffen, wenig tierischen Produkten und ohne denaturierte Kohlenhydrate ernähren, kommen Darmträgheit, Divertikel und Krebskrankheiten des Darms selten vor. Das beweist, daß diese in den westlichen Industrienationen verbreiteten Erkrankungen zumindest teilweise mit der üblichen falschen Zivilisationskost in Beziehung stehen und durch die Rückkehr zur gesunden, natürlichen Vollwertkost vermieden werden können. Mit den häufigsten Zivilisationskrankheiten des Darms wollen wir uns jetzt genauer befassen, auf seltenere Darmleiden muß nicht weiter eingegangen werden.

Akute Verstopfung – chronische Darmträgheit

„Ohne Abführmittel kann ich den Darm nicht jeden Tag entleeren, auch wenn ich noch so viel Rohkost und Ballaststoffe zu mir nehme“, klagen manche meiner Patienten, die nach langjährigem Medikamentenmißbrauch unter erheblichen Darmschäden leiden. Oft handelt es sich dabei um gesundheitsbewußte Menschen, die wirklich alles versuchten, um ohne Abführmittel auszukommen. Ihr Fehler bestand einfach darin, daß sie dem regelmäßigen Stuhlgang zu viel Aufmerksamkeit schenkten und davon ausgingen, daß man unbedingt jeden Tag den Stuhl entleeren muß. Diese übertriebene Beachtung der Darmfunktionen, die auf eine strenge Reinlichkeitserziehung in der Kindheit oder auf übersteigertes Gesundheitsbewußtsein bis hin zur Hypochondrie zurückzuführen sein kann, stört den natürlichen Ablauf der Verdauung und führt zu Darmverkrampfungen mit spastischer Verstopfung.

Übertriebene Beachtung der Darmfunktionen

Wie häufig muß der Darm entleert werden?

Es trifft zwar zu, daß man durchschnittlich 1mal täglich den Darm entleert, aber es gibt auch Menschen, bei denen der Stuhlgang nur jeden 2. oder 3. Tag mit entsprechend größeren Mengen erfolgt, ohne daß damit ein Risiko verbunden wäre. Bedenklich wird das erst, wenn der tägliche Stuhlgang durch Abführmittel erzwungen wird. Davon kommt man nicht mehr los, denn die Medikamente können einen 2 - 3tägigen Rhythmus bei der Darmentleerung nicht dauerhaft verändern.

Lösen Sie sich daher von der irrigen Vorstellung, daß man den Darm jeden Tag entleeren muß, und folgen Sie einfach dem natürlichen Stuhldrang, auch wenn er sich nicht jeden Tag einstellt.

Akute Verstopfung

Von *akuter Verstopfung* (Obstipation) spricht man erst, wenn 4 Tage oder länger kein Stuhl oder nur geringe Mengen abgesetzt wurde. Das hat oft harmlose Ursachen: Veränderungen der Kost und anderer Lebensgewohnheiten zum Beispiel auf Reisen oder bei Krankheiten, die zur Bettruhe oder ballaststoffarmen Diät zwingen, einmal aus Zeitmangel übergangener Stuhldrang oder seelisch-nervöse Belastungen, die den Darm verkrampfen. Seltener liegen Erkrankungen des Darms oder anderer Organe zugrunde.

Ehe man bei akuter Verstopfung zu einem Abführmittel greift, versucht man zunächst, durch Ballaststoffe (Leinsamen, Weizenkleie), Trockenfrüchte (wie Backpflaumen, Fei-

Stuhlentleerung auf natürliche Weise wieder in Gang bringen

gen) und reichlich Rohkost die Stuhlentleerung auf natürliche Weise wieder in Gang zu bringen. Das genügt in den meisten Fällen, wenn keine krankhaften Ursachen bestehen.

Bei spastischer Verstopfung sind zusätzlich Entspannungsübungen und eine krampflösende Teemischung aus Baldrian und Kamillen zu gleichen Teilen angezeigt.

Erzielt man dadurch keinen Erfolg, kann Glaubersalzlösung oder ein mildes pflanzliches Abführmittel angebracht sein, das möglichst nur einmal in der geringsten wirksamen Dosis verabreicht wird. Auch ein Darmeinlauf mit einer Klistierlösung aus der Apotheke hilft meist rasch. Anstelle des Einlaufs kann man auch Zäpfchen aus der Apotheke verwenden, die im Enddarm Kohlensäure freisetzen, die durch Druck auf die Darmwand den natürlichen Stuhlreflex auslöst.

Dauert die Verstopfung trotz dieser Maßnahmen an, oder kehrt sie häufiger zurück, soll bald eine Untersuchung durchgeführt werden, damit eine Behandlung möglicher krankhafter Ursachen erfolgt.

Chronische Darmträgheit

Chronische Darmträgheit besteht dann, wenn der Stuhl über längere Zeit hinweg zu selten und unregelmäßig nur in kleinen Mengen abgesetzt und dazwischen tagelang verhalten wird. Meist ist der Kot dabei stark eingedickt, hart und bröckelig und kann nur mühsam unter hohem Preßdruck ausgeschieden werden. Zusätzlich treten meist Blähungen, Völlegefühl und Appetitmangel auf, als Folge der chronischen Selbstvergiftung aus dem Darm kommt es oft zu Kopfschmerzen und Hautunreinheiten. Bei längerer Dauer wird die Darmschleimhaut und Darmflora geschädigt, was die Darmträgheit noch verschlimmert.

Dauernde Einnahme von Abführmitteln kann chronische Darmträgheit nicht heilen

Dauernde Einnahme von Abführmitteln kann chronische Darmträgheit nicht heilen. Sie entsteht nämlich meist durch ballaststoffarme Ernährung, oft verbunden mit Bewegungsmangel und seelisch-nervösen Einflüssen. Nur wenn diese Ursachen konsequent ausgeschaltet werden, normalisiert sich der Stuhlgang wieder. Nach längerem Gebrauch von Abführmitteln muß zur „Entwöhnung“ der Fachmann zugezogen werden, weil dann die praktisch immer vorhandenen Schäden an der Darmschleimhaut und Darmflora gezielt behandelt werden müssen.

Unabhängig vom Abführmittelmißbrauch empfiehlt sich bei

Gründliche Untersuchung

chronischer Darmträgheit stets eine gründliche Untersuchung, denn manchmal wird sie auch durch Krankheiten verursacht. Insbesondere Hämorrhoiden mit Schmerzen bei der Stuhlentleerung, die zur häufigen Verhaltung des Stuhlgangs führen, abnorme Länge des Dickdarms (angeborenes Megakolon), Entzündungen, Geschwüre und Geschwülste im Dickdarm kommen als Ursachen in Betracht und müssen nach fachmännischer Anweisung behandelt werden.

Darmkatarrhe und Durchfall

Akute Darmkatarrhe

Akute Darmkatarrhe mit Leibschmerzen und Durchfall entstehen häufig durch Infektionen, beispielsweise durch verdorbene Nahrungsmittel. Oft stehen heute aber auch allergische Reaktionen auf unverträgliche Nahrungsbestandteile dahinter, insbesondere bei Entzündungen des Dickdarms.

Obwohl die Ursachen dieser Darmerkrankungen vordergründig also nichts mit der Zivilisationskost zu tun haben, muß man doch fragen, weshalb die örtlichen und allgemeinen Abwehrkräfte nicht in der Lage waren, die Krankheitserreger wirksam zu bekämpfen, oder weshalb bei allergischen Reaktionen das Immunsystem überschießend reagiert. Beides kann sich mit aus der Belastung des Darms durch die übliche falsche Ernährung und Schädigungen der Darmflora erklären. Zivilisatorische Einflüsse verursachen also nicht die Darmkatarrhe, sondern begünstigen sie.

Chronische Darmkatarrhe

Bei *chronischen Darmkatarrhen* spielen Störungen der Darmbakterien oft eine wichtige Rolle und kommen auch als Ursachen in Betracht. Nicht selten entwickeln sie sich aus einem verschleppten akuten Katarrh oder treten nach der Antibiotikabehandlung eines solchen Katarrhs durch Zerstörung der Darmflora auf. Die Symptome sind im Vergleich zur akuten Darmentzündung meist schwächer, Fieber kann ganz fehlen, der Durchfall wechselt oft mit Verstopfung ab.

Nur leichte akute Darmkatarrhe dürfen selbständig behandelt werden

Nur leichte akute Darmkatarrhe mit nur mäßigem Fieber, die das Allgemeinbefinden nicht stärker beeinträchtigen, dürfen versuchsweise selbständig behandelt werden. Dazu verzichtet man 1 - 3 Tage lang auf jegliche Nahrung und nimmt nur 5 - 6 Tassen ungesüßten Kräutertee mit entzündungshemmender, krampflösender und adstringierender Wirkung (z. B. Eichenrinde, Kamille, Pfefferminze, Schafgarbe, Tormentill) aus der Apotheke zu sich.

Bei Infektionen sollen außerdem bis zu 6 rohe Knoblauchzehen am Tag verzehrt werden, die natürlich antibiotisch wirken.

Anstelle des Teefastens kann man auch täglich ungefähr 1 kg geriebene rohe Äpfel oder Karotten in 4 - 5 Portionen verzehren, denen man bei Infektionen ebenfalls Knoblauch zufügt, und 3 - 4 Tassen der obigen Teemischung trinken.

Im allgemeinen steht der Durchfall dadurch spätestens am 3. Tag, und die anderen Symptome klingen ab. Andernfalls muß der Therapeut zugezogen werden, damit es nicht zu lebensbedrohlichen Flüssigkeits- und Salzverlusten kommt (1. Warnzeichen dafür sind oft Wadenkrämpfe) und keine ernstere Infektion zu lange verschleppt wird.

Wenn das Allgemeinbefinden von Anfang an stärker beeinträchtigt ist, höheres Fieber besteht oder die Symptome häufig wiederkehren oder ständig (auch abgeschwächt) bestehen, muß zur genauen Diagnose und gezielten Behandlung stets der Therapeut zugezogen werden. Eine Sanierung der Darmflora ist in solchen Fällen oft zur Ergänzung der anderen Behandlungsmaßnahmen sinnvoll.

Divertikel des Darms

Als Divertikel bezeichnet man die Ausstülpung umschriebener Teile des Dickdarms (oder anderer Hohlorgane) durch natürliche Lücken in der Organwand. Dabei kann sich nur die Schleimhaut durch Lücken in der Muskelschicht vorwölben, wie es bei Darmdivertikeln meist der Fall ist, oder die ganze Organwand ausstülpen.

Darmdivertikel gelten als die häufigste Dickdarmkrankheit

Darmdivertikel gelten als die häufigste Dickdarmkrankheit. Viele Menschen leiden darunter und wissen oft nichts davon, weil kaum Beschwerden auftreten. Bevorzugt entstehen die Divertikel bei älteren Menschen, manchmal können sie aber auch angeboren sein (Meckel-Divertikel). Sie kommen einzeln oder als Divertikulose massenhaft vor und führen meist erst dann zu deutlicheren Symptomen, wenn sie sich entzünden *(Divertikulitis).*

Divertikulitis

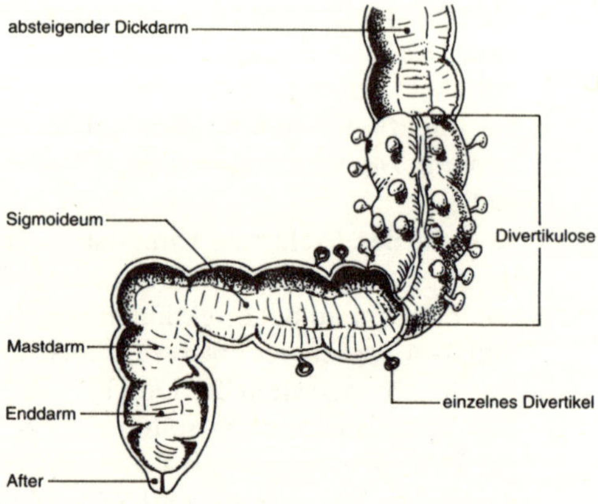

Divertikel des Darms

Symptome

Symptomatisch dafür sind vor allem kolikartige dumpfe oder stechende Schmerzen insbesondere im linken Unterbauch („verkehrte Blinddarmentzündung"), weil sich die meisten Divertikel im S-förmigen Dickdarm befinden. Weitere verdächtige Beschwerden sind Blähungen, Druck- und Völlegefühl, Wechsel von Durchfall und Verstopfung, hellrote Blutbeimengungen im Stuhl oder schwärzliche Stuhlverfärbungen, häufig auch Schleim auf den Kotballen.

Komplikationen

Als Komplikationen drohen bei chronischer Divertikulitis bald Abszesse oderFisteln zum Dünndarm und zur Harnblase. Manchmal platzt ein Divertikel, und es entsteht eine lebensgefährliche Bauchfellentzündung. Bei Blutungen der Divertikel kann es zur Blutarmut kommen. Länger bestehende Ausstülpungen führen zur Schrumpfung der befallenen Darmabschnitte, die den Durchgang des Stuhls behindert. Schließlich können sich walzenförmige Tumoren bilden, die später oft krebsig entarten.

Die weitverbreiteten Dickdarmdivertikel gehören eindeutig zu den Zivilisationskrankheiten, sofern sie im Einzelfall nicht angeboren sind. Insbesondere der Mangel an Ballaststoffen in der üblichen Ernährung begünstigt sie, weil dadurch die Darmmuskulatur erschlafft und natürliche Lücken sich vergrößern, so daß die Darmschleimhaut sich ausstülpen kann.

Auch der Mißbrauch von Abführmitteln ist oft an der Entwicklung von Divertikeln beteiligt, weil die Schleimhaut dadurch chronisch entzündlich gereizt wird und die Darmmuskulatur erschlafft.

Ausreichende Ballaststoffzufuhr beugt den Divertikeln vor

Ausreichende Ballaststoffzufuhr beugt also so gut wie möglich den Divertikeln vor und eignet sich auch zur Grundbehandlung. Der gut mit Ballaststoffen gefüllte Dickdarm wird nämlich gedehnt, dadurch zieht sich die Schleimhaut wieder zurück, und die Divertikel werden kleiner.

Der Therapeut verordnet bei Bedarf zusätzlich Arzneimittel zum Beispiel gegen Divertikulitis und eine reizarme Schonkost. Manchmal hilft aber nur die chirurgische Behandlung, insbesondere bei drohendem Durchbruch eines Divertikels in die Bauchhöhle, Schrumpfung des Darms oder krebsiger Entartung.

Krebskrankheiten des Darms

Bei den Naturvölkern, deren einfache Ernährung reichlich Ballaststoffe, aber wenig Fette und keine chemischen Zusätze oder Rückstände enthält, kommt Darmkrebs relativ selten vor. In den westlichen Industrienationen dagegen ist er immer noch auf dem Vormarsch. Das zeigt, daß die übliche Zivilisationskost an der Krebsentstehung oft maßgeblich beteiligt ist.

Die übliche Zivilisationskost ist an der Krebsentstehung oft maßgeblich beteiligt

Durch Änderung falscher Ernährungsgewohnheiten und Pflege der Darmflora kann man Darmkrebs deshalb so gut wie möglich (freilich nicht öllig sicher) vorbeugen. Fachleute gehen jedenfalls davon aus, daß allein durch ausreichende Versorgung mit Ballaststoffen und Einschränkung der Fettzufuhr das Darmkrebsrisiko um etwa 50 % vermindert werden könnte.

Bevorzugt treten die Krebstumoren am Dickdarm und Mastdarm auf

Bevorzugt treten die Krebstumoren am Dickdarm und Mastdarm auf. Rund 70 % aller Mastdarmgeschwülste können schon bei der Untersuchung mit dem Finger, die im Rahmen der Routine-Krebsvorsorge durchgeführt wird, diagnostiziert werden; Hinweise auf höhergelegene Darmgeschwülste ergeben sich aus dem Hämoccult-Test, bei dem im Rahmen der Krebsfrüherkennung verborgene Blutbeimengungen im Stuhl nachgewiesen werden.

Deshalb sollten alle Mitglieder einer Krankenkasse, die ab dem 45. Lebensjahr Anspruch auf diese Untersuchungen haben, davon auch Gebrauch machen. Im Frühstadium sind die Heilungschancen bei Darmkrebs günstig; das gilt insbesondere dann, wenn nicht nur schulmedizinisch zum Beispiel durch Operation behandelt wird, sondern zusätzlich eine ganzheitliche biologische Krebstherapie zur Steigerung der Abwehrkräfte, Normalisierung der Zellatmung, Sanierung der Darmflora und Beseitigung psychischer Krebsfaktoren durchgeführt wird.*

Im Frühstadium sind die Heilungschancen bei Darmkrebs günstig

Mastdarmkrebs tritt vorwiegend bei Männern zwischen dem 50. und 70. Lebensjahr auf. Erste Warnzeichen sind häufiger Stuhldrang, Schleim und Blut auf den Kotballen; das Blut muß nicht immer sichtbar sein, sondern kann unter Umständen erst durch den Hämoccult-Test labordiagnostisch nachgewiesen werden. Im weiteren Verlauf wird der Stuhldrang zwanghaft, Durchfall und Verstopfung können abwechseln, teils wirkt der Stuhl bandförmig oder ist nur noch bleistiftdick, Blut tritt häufiger und vermehrt im Stuhl auf. Schmerzen entstehen erst, wenn ein größerer Tumor auf die Nerven in der Umgebung drückt.

Mastdarmkrebs tritt vorwiegend bei Männern zwischen dem 50. und 70. Lebensjahr auf

Warnzeichen

Befindet sich eine Geschwulst weiter oben im Dickdarm, kommt es anfangs zum Wechsel von Durchfall und Verstopfung, Koliken vor allem im rechten Bauch und Stauung von Blähungen und Kot (dieses Symptomenbild ähnelt dem bei chronischer Darmträgheit). Später gehen mit dem Stuhl Schleim, Blut und Eiter ab, der Appetit vermindert sich, im fortgeschrittenen Stadium nehmen die Patienten rasch ab und verfallen körperlich.

Auf die seltenen anderen Krebsformen des Darms, die ebenfalls zu unklaren Beschwerden im Bauchraum führen, muß nicht weiter eingegangen werden, ihre Diagnose ist nur durch fachmännische Untersuchung möglich.

* Darüber informiert der Ratgeber „Krebs vorbeugen – Strategien gegen eine vermeidbare Krankheit" von Gerhard Leibold, erschienen im Dr. Werner Jopp Verlag, Wiesbaden.

!

Grundsätzlich gilt:
Alle anhaltenden unklaren Beschwerden an den Verdauungsorganen, Veränderungen des Stuhlgangs und der Beschaffenheit des Stuhls sind insbesondere ab dem mittleren Lebensalter krebsverdächtig, bis durch gründliche Untersuchung eine Krebserkrankung sicher ausgeschlossen werden kann.

Die gestörte Darmflora – Warnzeichen und Folgen

Wegen der Bedeutung der Darmflora für verschiedene Körperfunktionen, die unmittelbar oder indirekt von ihr beeinflußt werden, verursachen Störungen der Keimbesiedlung (Dysbiose) vielfältige Beschwerden. Sie sind oft so unklar, daß man überhaupt nicht an einen Zusammenhang mit den Darmkeimen denkt und eine Behandlung durchführt, die nur Symptome lindert, aber nicht die eigentlichen Ursachen behebt.
Insbesondere Störungen des Allgemeinbefindens und Leistungsvermögens sowie frühzeitige Alters- und Verschleißerscheinungen, für die es keine andere Erklärung gibt, können erste unspezifische Warnzeichen einer Dysbiose sein. In solchen Fällen sollte man entsprechende Untersuchungen veranlassen, wenn ansonsten bewährte Heilverfahren nicht bald helfen.

Test: Ist meine Darmflora gesund?

Der folgende Test faßt eine Reihe von Verhaltensweisen und Beschwerden zusammen, die auf Dysbiose hinweisen können (aber nicht unbedingt müssen). Er ersetzt nicht die fachmännische Diagnose, kann aber einen ersten Verdacht begründen, der bald durch Untersuchung abgeklärt werden soll.
Beantworten Sie alle Fragen und Feststellungen des Tests,

ohne lange über deren Sinn nachzudenken, und zählen Sie am Schluß die hinter den auf Sie zutreffenden Antworten angegebenen Punkte zusammen. Die Bewertung der insgesamt erreichten Punktzahl am Ende des Tests gibt dann an, ob bei Ihnen möglicherweise eine Störung der Darmflora vorliegt.

1. Meine Ernährung enthält reichlich Rohkost	ja, zu jeder Mahlzeit	(0)
	mindestens 1mal am Tag	(1)
	seltener	(2)
	nein, Rohkost vertrage ich schlecht	(4)
2. Ich esse häufig Weißbrot, Kuchen, Gebäck und Süßigkeiten.	ja	(4)
	seltener	(1)
	so gut wie nie	(0)
3. Fleisch und Wurst gehören bei mir zu jeder Mahlzeit	ja	(3)
	nein	(0)
4. Mein Stuhlgang funktioniert regelmäßig ohne Mühe	ja	(0)
	gelegentliche Verstopfung	(1)
	chronische Darmträgheit	(4)
5. Häufig fühle ich mich aufgebläht und spüre ein Druck- / Völlegefühl im Leib	ja	(4)
	seltener	(2)
	so gut wie nie	(0)
6. Ich bin nervös, abgespannt und grundlos deprimiert	ja	(3)
	seltener	(1)
	so gut wie nie	(0)
7. Manche/viele Speisen verursachen bei mir Verdauungsbeschwerden	ja	(4)
	nein	(0)
8. Ich leide häufig unter Erkältung und / oder anderen Krankheiten, die oft besonders schwer und langwierig verlaufen	ja	(4)
	nein, selten	(0)
9. Meine Haut neigt trotz guter Pflege zu Unreinheiten, Entzündungen und Ausschlägen	ja	(4)
	nein	(0)
10. Ich bin allergisch gegen bestimmte Nahrungsmittel und/oder andere Stoffe	ja	(3)
	nein	(0)

11. Bei mir bestehen chronische häufig wiederkehrende Kopfschmerzen	ja nein	(4) (0)
12. Ich leide an Muskel- / Gelenkrheuma	ja nein	(3) (0)
13. Seit einer Antibiotikabehandlung fühle ich mich unwohl und leide unter Magen-Darm-Störungen	ja nein	(4) (0)
14. Zur Anregung des Stuhlgangs nehme ich Abführmittel ein.	ja, regelmäßig ja, gelegentlich so gut wie nie	(4) (2) (0)
15. Ich absolviere regelmäßig ein Bewegungsprogramm	ja gelegentlich nein	(0) (1) (2)

Auswertung:

Im günstigsten Fall erreichen Sie beim obigen Test 0 Punkte, im ungünstigsten 54 Punkte. Das Ergebnis wird wie folgt beurteilt:

0 - 4 Punkte: Ihre Darmflora ist wahrscheinlich intakt, der Darm arbeitet normal; gelegentliche leichte Beschwerden erklären sich aus akuten Ernährungsfehlern oder auch durch seelisch-nervöse Einflüsse und sind bedeutungslos.

5 - 10 Punkte: Eine stärkere Störung der Darmflora und der Darmfunktionen liegt wahrscheinlich nicht vor, ab und zu auftretende Beschwerden können aber darauf hinweisen, daß Sie einige Ernährungs- und Lebensgewohnheiten dauerhaft ändern sollten, ehe sich daraus später doch ernstere Störungen entwickeln.

11 - 18 Punkte: Sie leiden vermutlich häufiger oder ständig unter leichten Darmbeschwerden, an die Sie sich vielleicht schon gewöhnt haben; eine Krankheit steht wohl noch nicht dahinter, aber Sie sollten eine Reihe schädlicher Gewohnheiten abstellen, damit sich die Darmflora vollständig erholt und der Darm wieder normal arbeitet; wenn das nicht genügt, sollten Sie bald eine Untersuchung veranlassen.

Ab 19 Punkte: Je höher Ihre Punktzahl über 19 liegt, desto wahrscheinlicher leiden Sie unter einer krankhaften Störung der Darmflora und / oder des Darms, die oft die Folge chronischer Fehler der Ernährungs- und Lebensführung ist; lassen Sie sich bald untersuchen, und ergänzen Sie die je nach Befund verordnete Behandlung durch die Reform falscher Ernährungs- und Lebensgewohnheiten.

Unklare Warnzeichen der Dysbiose

Störungen der Darmflora werden oft lange Zeit nicht erkannt

Störungen der Darmflora werden oft lange Zeit nicht erkannt, weil sie zu unklaren Symptomen führen, bei denen man überhaupt nicht an eine solche Ursache denkt. Die folgenden Warnzeichen müssen auch keineswegs immer auf Dysbiose hinweisen. Aber wenn sie trotz anderer Behandlung längere Zeit unvermindert andauern oder zwar zeitweise unterdrückt werden können, aber häufiger wiederkehren, kann das ein Hinweis auf eine Schädigung der Darmflora sein und sollte zur gründlichen Untersuchung veranlassen.

Allgemeine Nervosität – depressive Verstimmung

An Nervosität mit Unruhe, Gereiztheit und Schlafstörungen leiden in den westlichen Industrienationen zahlreiche Menschen. Auch Depressionen sind weit verbreitet, in manchen Großstädten sind in bestimmten Wohngebieten bis zu 40 % der Bewohner davon betroffen. Die Behandlung besteht oft nur in Arzneimitteln mit beruhigender oder stimmungsaufhellender Wirkung. Sie unterdrücken die psychischen Symptome, heilen sie aber nicht auf Dauer. Und selbst wenn bei einer ernsteren Depression eine Psychotherapie durchgeführt wird, bietet das keine Gewähr für die Heilung.

Die seelisch-nervösen Beschwerden sind oft der Tribut, den wir für die Annehmlichkeiten des modernen Alltags zu entrichten haben. Streß, Hektik und Reizüberflutung, denen wir wohl alle mehr oder minder stark ausgesetzt sind, kosten viel Nervenkraft – und wenn man beginnt, am Sinn aller Aufregungen und Anstrengungen zu zweifeln, aber nicht die Kraft findet, das zu ändern, stürzt man oft in das tiefe Loch einer Depression.

Weshalb verkraften manche Menschen die Belastungen weit besser als andere?

Aber man muß sich auch fragen, weshalb manche Menschen die Belastungen weit besser als andere verkraften. Das hängt mit von der Persönlichkeit und individuellen Lebenssituation ab, nicht selten besteht darüber hinaus nach meinen praktischen Erfahrungen aber auch ein Zusammenhang mit den Darmfunktionen, insbesondere mit der Darmflora. Folgender Fall aus meiner Praxis soll das veranschaulichen.

Fallbeispiel

„Wenn ich morgens nach schlechtem Schlaf erwache, möchte ich am liebsten gleich wieder die Decke über den Kopf ziehen, weil ich mich so deprimiert fühle und frage, wozu ich überhaupt aufstehen soll“, klagte mein Patient Arnold W. bei der ersten Konsultation. „Irgendwie schaffe ich es dann doch und schleppe mich durch den Tag, bis es mir gegen Nachmittag etwas besser geht.“
Die allmähliche Besserung am Nachmittag und frühen Abend sowie der schlechte Schlaf sind typische Hinweise auf eine depressive Verstimmung. Dafür bestand bei Herrn W. aber kein äußerer Anlaß, so daß von einer endogenen, von innen heraus aus unbekannten Gründen entstandenen Depression ausgegangen werden mußte. Dagegen hatte er auch schon Antidepressiva erhalten, aber ohne bleibende Besserung.
Da der Patient nebenbei auch über Magen-Darm-Beschwerden, vor allem Blähungen und Darmträgheit, klagte, veranlaßte ich eine Stuhluntersuchung, die Dysbiose ergab. Aufgrund dieses Befunds erhielt er neben dem pflanzlichen Psychopharmakon Johanniskraut noch ein Arzneimittel zur Sanierung der Darmflora. Nach 6 Wochen war die Depression ebenso wie die Magen-Darm-Störung vollständig verschwunden.

Das ist kein Einzelfall, ähnliche Erfahrungen machte ich auch bei einer Reihe anderer Patienten, deren nervöse oder depressive Symptome erst geheilt werden konnten, nachdem die Behandlung durch Sanierung der Darmflora ergänzt wurde. Endgültig erklären kann man diesen Zusammenhang noch nicht. Wahrscheinlich spielt die ungenügende Verwertung der Nahrung bei Schäden der Darmflora ebenso eine Rolle wie die vermehrte Aufnahme von Giftstoffen aus dem Darm. Auch wenn Nervosität und Depression dadurch nicht verursacht werden, können Mangelzustände und Selbstvergiftung die Belastbarkeit des Nervensystems und indirekt auch des Seelenlebens doch derart verringern, daß die alltäglichen Beanspruchungen nicht mehr verkraftet werden.

Wahrscheinlich spielt die ungenügende Verwertung der Nahrung bei Schäden der Darmflora eine Rolle

Abgespanntheit und Leistungsschwäche

Natürliche Reaktionen, wenn man sich überfordert hat

Müdigkeit, Abgespanntheit und Leistungsschwäche treten als natürliche Reaktionen auf, wenn man sich überfordert hat. Der Körper zwingt dadurch zu einer Ruhepause, ehe man die Leistungsreserven verbraucht und in die bedenkliche Erschöpfung gerät. Bei vielen Betroffenen stellt man aber keine Überforderung als normale Ursache der Abgespanntheit fest. Sie fühlen sich selbst nach ausreichender Erholung noch müde und abgespannt. Das kann auf eine körperliche Erkrankung hinweisen, zum Beispiel niedriger Blutdruck oder Leberleiden.

Aber die Untersuchung ergibt nur bei etwa jedem 3. einen entsprechenden Befund. Bei den anderen geht man meist davon aus, daß seelische Faktoren (z. B. Depressionen) an der Abgespanntheit schuld sind. Das trifft auch oft zu. Aber daß auch Störungen der Darmflora daran beteiligt sein können, wird oft vergessen, wie folgender Fall aus meiner Praxis zeigt.

Fallbeispiel

„Ich habe schon mehrere Ärzte aufgesucht, um diese quälende Schlappheit, die mich beruflich und privat stark behindert, endlich zu heilen“, klagte meine Patientin Annegret M. „Keiner fand eine Ursache dafür. Schließlich wurde ich fast wie ein eingebildeter Kranker behandelt, der sich langweilt und mit seinen Frustrationen nicht fertig wird. Es ist entwürdigend, wenn man leidet, aber immer nur mit einigen aufmunternden Worten und vielleicht noch einem Rezept für ein Stärkungsmittel abgespeist wird.“

Auch bei Frau M. kam ich auf den Gedanken, die Darmflora untersuchen zu lassen, weil sie häufig unter Verstopfung, Völlegefühl und Blähungen litt. Der Befund ergab tatsächlich eine Dysbiose, auf die vorher nie untersucht worden war. So leitete ich eine Sanierung der Darmflora ein und gab zusätzlich Ginseng als Stärkungsmittel, der vorher zwar auch schon einmal, aber ohne nennenswerte Wirkung verabreicht worden war. Diese kombinierte Therapie brachte Annegret M. innerhalb von 5 Wochen wieder auf die Beine.

Der Einfluß der Darmflora auf das Leistungsvermögen ist wahrscheinlich ähnlich wie bei Nervosität und Depressionen

Störungen der Darmfunktionen behindern die Verdauung und Verwertung der Nahrung

zu erklären: Störungen der Darmfunktionen behindern die Verdauung und Verwertung der Nahrung, so daß nicht mehr genügend Energie daraus gewonnen wird und schon die alltäglichen Aufgaben erschöpfen. Hinzu kommen vermutlich die Giftstoffe, die vermehrt im Darm entstehen und die Körperfunktionen behindern. Durch ausreichend Ruhe kann dieser Zustand naturgemäß nicht behoben werden, denn allein dadurch bessert sich die Nahrungsverwertung ja nicht. Erst wenn sich die Darmfunktionen normalisiert haben, wird im Stoffwechsel wieder genug Energie erzeugt.

Mangelkrankheiten vor „vollen Töpfen"

Zusammenhang mit Störungen der Darmfunktionen

Bei Mangelzuständen, die heute trotz überreichlichen Nahrungsangebots in den westlichen Industrienationen in leichterer Form weit verbreitet sind, liegt der Zusammenhang mit Störungen der Darmfunktionen auf der Hand: Nahrungsbestandteile können nicht ausreichend aus dem Darm aufgenommen werden, so daß der Körper trotz ausreichender oder sogar übermäßiger Nahrungszufuhr in eine Mangelsituation gerät.

In erster Linie tritt ein Mangel an Vitaminen, Mineralstoffen und Spurenelementen ein

Allerdings sind es weniger die Nährstoffe Eiweiß, Fett und Kohlenhydrate, an denen es mangelt, denn sie werden mit der üblichen Kost so reichlich zugeführt, daß auch bei Verdauungsstörungen meist noch genügend davon verwertet werden können. In erster Linie tritt ein Mangel an Vitaminen, Mineralstoffen und Spurenelementen ein.

Schwere Mangelzustände wie die lebensgefährliche Vitamin-C-Mangelkrankheit Skorbut kommen bei uns freilich trotzdem selten vor. Leichter Mangel dagegen ist häufig und führt zu unklaren Störungen des Allgemeinbefindens (der Ernährungsreformer Professor Kollath nannte diesen Zustand „Halbgesundheit", bei der man sich noch nicht richtig krank, aber auch nicht mehr gesund fühlt), die oft nicht beachtet werden. Dann drohen im Lauf von Jahren bis Jahrzehnten als Folge die verschiedensten körperlichen Krankheiten.

Begünstigt wird der Vitalstoffmangel durch die übliche ungesunde Zivilisationskost

Begünstigt wird der Vitalstoffmangel durch die übliche ungesunde Zivilisationskost, die von vornherein zu wenig Vitalstoffe enthält und auch die Störungen des Darms begünstigt, sowie durch den heute oft erhöhten Vitalstoffbedarf, der sich vor allem aus Streß, Hektik und Reizüberflutung des Alltags und aus der zunehmenden Belastung durch Umweltschadstoffe erklärt. Hinzu kommt schließlich noch, daß wegen der intensiven Nutzung der landwirtschaftlichen Anbauflächen und einseitiger künstlicher Düngung viele Nahrungsmittel zu wenig Vitalstoffe enthalten. Alle diese Faktoren zusammen bewirken einen Mangelzustand vor „vollen Töpfen".

Bei Störungen der Darmfunktionen werden auch die medikamentös zugeführten Vitalstoffe nicht ausreichend verwertet

Der scheinbar bequemste Weg, die zusätzliche Einnahme von Arzneimitteln mit den wichtigsten Vitalstoffen, erweist sich als Sackgasse. Bei Störungen der Darmfunktionen werden auch die medikamentös zugeführten Vitalstoffe nicht ausreichend verwertet.

Zunächst muß daher die Darmflora wieder „aufgeforstet" werden, danach kann man durch Vitalstoffzusätze die Mangelsituation bald beheben. Anschließend muß die vollwertige Kost dafür sorgen, daß es nicht erneut zu Verdauungsstörungen und Mangelkrankheiten kommt.

Vorzeitige Alters- und Verschleißerscheinungen

Vorzeitige Alters- und Verschleißerscheinungen treten heute immer häufiger schon in der Lebensmitte auf

Das normale Altern vollzieht sich langsam und ohne stärkere Beschwerden, Vitalität und Leistungskraft bleiben bis zum Lebensende erhalten, obwohl die körperliche Leistungsfähigkeit natürlich etwas nachläßt. Vorzeitige Alters- und Verschleißerscheinungen treten heute aber immer häufiger schon in der Lebensmitte auf und führen im weiteren Leben zu zahlreichen Krankheiten. Vor allem vorzeitige Gelenkabnutzung (Arthrose) und Arterienverkalkung gehören zu den verbreiteten vorzeitigen Altersbeschwerden. Sie stehen in engem Zusammenhang mit den üblichen Fehlern der Ernährungs-und Lebensweise, die das Altern beschleunigen und viele Erkrankungen begünstigen. Oft vergessen wird dabei, daß auch Störungen der Darmflora, die sich mit auf die Ernährungsfehler zurückführen lassen, maßgeblich am vorzeitigen Altern beteiligt sein können, wie folgender Fall aus meiner Praxis zeigt.

Fallbeispiel

„Ich fühle mich wie ausgebrannt", klagte Stephan P. bei der ersten Konsultation. „Mein Arzt meint, daß ich damit eben leben muß, weil ich mit meinen 43 Jahren keine Bäume mehr ausreißen kann. Dabei habe ich doch

noch so viele Pläne und Ziele. Aber es fehlt mir die Kraft, sie zu verwirklichen. Und dann kommen noch diese häufigen Schmerzen in den Hüft- und Kniegelenken hinzu, die mein Arzt als beginnende Arthrose bezeichnet. Damit will ich nicht noch 30 Jahre lang leben."
Herr P. war ziemlich deprimiert, was seine Vitalität natürlich noch mehr lähmte. Organische Ursachen für seinen Zustand ließen sich nicht feststellen, lediglich sein Blutdruck war mäßig erhöht, und er klagte noch über Durchblutungsstörungen und chronische Darmträgheit. Die gezielte Untersuchung ergab eine Schädigung der Darmflora, die durch Umstellung der Ernährung und ein Arzneimittel bald korrigiert wurde. Danach fühlte sich Herr P. wieder deutlich wohler und frei von Gelenkschmerzen. Während er vorher schon auf den ersten Blick frühzeitig gealtert wirkte, sah er nun jünger und straffer aus, was auch seiner Umwelt positiv auffiel.

Die vorzeitigen Alters- und Verschleißerscheinungen, die man nicht selten als allgemeine Warnzeichen der Dysbiose beobachtet, werden im allgemeinen nicht allein durch die Schädigung der Darmflora verursacht. Bei Stephan P. kam zum Beispiel noch hoher Dauerstreß im Beruf und Privatleben und eine völlig falsche Ernährung hinzu. Aber da bei Dysbiose die Verdauung und Verwertung der Nahrung gestört wird, sich vermehrt Schlacken ansammeln und viele Giftstoffe entstehen, die Körper und Seelenleben beeinträchtigen, ist sie auch am raschen Altern beteiligt.

Dysbiose ist auch am raschen Altern beteiligt

Gerade in der Lebensmitte, wenn erste Alterserscheinungen auftreten können, sollte man deshalb vorsorglich die Darmflora pflegen, selbst wenn noch keine ernsteren Störungen nachweisbar sind. Das führt oft rasch zu einer erstaunlichen Besserung des Allgemeinbefindens.

Chronische Selbstvergiftung aus dem Darm

Bei gestörter Darmflora kommt es oft zur Kotstauung im Dickdarm und zur vermehrten Bildung von Giftstoffen

Bei gestörter Darmflora kommt es oft zur Kotstauung im Dickdarm und zur vermehrten Bildung von Giftstoffen bei Gärungs- und Fäulnisprozessen. Zum Teil werden die Schlakken und Gifte wieder in den Körper aufgenommen und können zu zahlreichen Erkrankungen beitragen. Zu den wichtigsten gehören Leber-, Haut- und rheumatische Krankheiten, chronische Kopfschmerzen, Allergien und andere Anzeichen für Störungen des Immunsystems.

Fäulnis- und Gärungsprozesse mit Völlegefühl und Blähungen

Vermehrte Fäulnis- und Gärungsprozesse im Darm entstehen häufig durch zu reichlichen Verzehr von tierischem Eiweiß und denaturierten Kohlenhydraten

Vermehrte Fäulnis- und Gärungsprozesse im Darm entstehen häufig durch zu reichlichen Verzehr von tierischem Eiweiß und denaturierten Kohlenhydraten, die in den oberen Abschnitten des Verdauungskanals nicht ausreichend verarbeitet werden. Dabei bilden sich Giftstoffe, die teils die Darmflora schädigen, teils durch die Darmwand in den Körper aufgenommen werden. Die Störungen der Darmflora verschlimmern die Fäulnis- und Gärungsprozesse, die in den Körper resorbierten Stoffe können die später beschriebenen anderen Gesundheitsstörungen verursachen.

Warnzeichen

Typische Warnzeichen übermäßiger Fäulnis- und Gärungsprozesse sind Blähungen, weil dabei Gase gebildet werden. Hinzu kommt oft ein unangenehmes Gefühl der Völle im Leib, so als hätte man zu reichlich gegessen. Es entsteht durch den Druck der Gase, die den Darm aufblähen, so daß er unangenehm wahrgenommen wird. Die Blähungen werden häufig von schmerzhaften Verkrampfungen begleitet und können sogar das Herz in Mitleidenschaft ziehen, wie folgender Fall aus meiner Praxis schildert.

Fallbeispiel

„Manchmal, wenn mein Leib so aufgetrieben ist, leide ich unter starken Herzschmerzen", berichtete meine Patientin Karin W. „Ich habe Angst, daß das einmal zu einem tödlichen Herzanfall führt."

Ganz unberechtigt war diese Angst nicht, denn starke Blähungen können schlimmstenfalls sogar einen Herzinfarkt auslösen, weil der aufgetriebene Darm das

Zwerchfell nach oben drängt, wobei das Herz eingeengt wird und zuwenig Blut erhalten kann. So ernste Folgen drohen jedoch meist nur, wenn bereits ein Herzschaden besteht. Aber auch die Schmerzen am gesunden Herzen, unter denen Frau W. bei Blähungen litt, sind sehr unangenehm, und im Lauf der Zeit kann es doch zu einer Herzschädigung kommen.

Die Sanierung der Darmflora befreite Frau W. innerhalb weniger Wochen von ihren chronischen Blähungen. Damit traten dann auch keine Herzbeschwerden mehr auf.

Die Verkrampfungen des Darms bei Blähungen sind nicht nur schmerzhaft, sie verhindern auch, daß die Gase auf natürlichem Weg entweichen, und fördern außerdem die chronische spastische Verstopfung, was die Neigung zu Blähungen verstärkt. Deshalb entstehen noch mehr Gifte im Darm, schädigen örtlich die Darmschleimhaut und Darmflora zusätzlich und begünstigen nach Aufnahme in den Körper andere Krankheiten.

Arzneimittel helfen zwar rasch, lösen das Problem aber nicht auf Dauer

Arzneimittel, die den Darminhalt „entschäumen" und Krämpfe lösen, helfen zwar rasch, lösen das Problem aber nicht auf Dauer. Man darf sich daher nicht mit solchen Medikamenten zur Soforthilfe begnügen, sondern muß zur ursächlichen Therapie meist die Darmflora sanieren, die bei häufigen Blähungen praktisch immer geschädigt ist. Außerdem muß auf zuviel tierisches Eiweiß und denaturierte Kohlenhydrate strikt verzichtet werden, sonst tritt bald der alte Zustand wieder ein.

Funktionsschwäche der Leber

Für über 500 verschiedene biochemische Aufgaben zuständig

Als Zentrallabor des Körpers ist die Leber für über 500 verschiedene biochemische Aufgaben zuständig. Zu den wichtigsten gehört die Entgiftung, also die Umwandlung schädlicher Stoffe in chemische Verbindungen, die mit dem Stuhl oder Urin ausgeschieden werden können.

Wenn aus dem Darm viele Giftstoffe in den Körper aufgenommen werden, gelangen sie zunächst über Blutbahnen in die Leber, wo sie entgiftet werden. Sie kann dadurch hoffnungslos überfordert werden und selbst Schaden nehmen, insbesondere, wenn sie bereits vorher durch falsche Zivilisationskost überlastet war. Oft wird das Organ in seinen Funktionen geschwächt.

Symptome

Symptomatisch dafür ist bei vielen Betroffenen ein Zustand chronischer Müdigkeit und Abgespanntheit, häufig verbunden mit Depressionen. Hinzu kommen unklare, erträgliche Verdauungsstörungen, vor allem Blähungen und Völlegefühl, die ebenso wie das leichte Druckgefühl in der Lebergegend (rechter Oberbauch) lange Zeit nicht beachtet werden. Dadurch verschlimmert sich die Leberschwäche, das Organ kann anschwellen und sich entzünden, schlimmstenfalls tritt eine Schrumpfung der Leberzellen (Zirrhose) ein, die nach langem Siechtum tödlich endet.

Je früher die Therapie beginnt, desto günstiger sind die Aussichten auf völlige Wiederherstellung der Leberfunktionen

Die Leber ist ein Organ, das sich auch nach ernsteren Schäden wieder erstaunlich gut regenerieren kann, wenn man ihm dazu Gelegenheit gibt. Je früher die Therapie beginnt, desto günstiger sind die Aussichten auf völlige Wiederherstellung der Leberfunktionen. Deshalb dürfen die obigen allgemeinen Warnzeichen nicht auf die leichte Schulter genommen werden, sondern erfordern baldige Untersuchung, nach deren Befund sich die Therapie richtet.

Leberschutzdiät

Eine individuell zu verordnende Leberschutzdiät, die vorwiegend aus Rohkost und Milcheiweiß besteht, bei Bedarf auch noch Molken- und Fastentage, bilden die Grundlage der erfolgreichen Behandlung. Zur medikamentösen Therapie bewähren sich vor allem Arzneimittel mit Mariendistel, die auch bei ausgeprägten Leberschäden oft noch sehr gut hilft. Zusätzlich ist in den meisten Fällen eine Sanierung der Darmflora angezeigt, auch wenn keine deutlichen Störungen der Darmkeimbesiedlung feststellbar sind.

Chronische Kopfschmerzen

Verschiedenste Ursachen, die nur der Fachmann genau diagnostizieren kann

Ständige oder häufig wiederkehrende Kopfschmerzen entstehen aus den verschiedensten Ursachen, die nur der Fachmann genau diagnostizieren kann. In Frage kommen zum Beispiel oft seelisch-nervöse Spannungen oder krankhafte Veränderungen an der Halswirbelsäule, nicht selten auch Störungen der Darmflora mit chronischer Selbstvergiftung aus dem Darm. Die dabei vermehrt aufgenommenen Giftstoffe führen häufiger, als in der Praxis festgestellt wird, zu quälenden Kopfschmerzen. Insbesondere ist daran zu denken, wenn keine anderen Ursachen nachweisbar sind und ansonsten gut wirksame Heilmittel versagen, wie folgender Fall aus meiner Praxis demonstriert.

Fallbeispiel

„In den 17 Jahren, die ich nun schon chronisch unter Kopfschmerzen leide, habe ich bestimmt eine ganze Apotheke voll verschiedener Schmerzmittel eingenommen", erklärte mir Petra T. in bitterer Übertreibung. „Besser wurden die Schmerzen dadurch ebensowenig wie durch Akupunktur, Neuraltherapie und Hypnose, eher im Lauf der Zeit noch schlimmer. Zeitweise fürchtete ich, an einem Hirntumor zu leiden, aber das konnte nach aufwendigen Untersuchungen zum Glück ausgeschlossen werden."

Sie hatte viele Therapien ausprobiert, war aber letztlich immer wieder zu den Schmerzmitteln zurückgekehrt, die wenigstens für kurze Zeit halfen. Nur an eine Schädigung der Darmflora dachte Frau T. nicht, obwohl sie doch seit vielen Jahren unter Darmträgheit litt und dagegen häufig Abführmittel einnahm, und sie hatte auch noch nie mit ihren Ärzten darüber gesprochen; meinte sie doch, mit diesem Problem nicht ernst genug genommen zu werden. So vergiftete sie ihren Körper 17 Jahre lang nicht nur durch Schmerzmittel, sondern zusätzlich mit Abführmitteln und den im Darm selbst entstandenen Giften.

Zur Grundbehandlung verordnete ich zunächst eine Fastenkur zur gründlichen Entgiftung und eine Lebertherapie, um die angegriffene Leber zu regenerieren. Da das Untersuchungsergebnis die vermutete Störung der Darmflora bestätigte, wurde danach die Ernährung umgestellt und der geschädigte Darm mit der Keimbesiedlung saniert. Es dauerte immerhin über 3 Monate, ehe alle Darm- und Leberschäden behoben und die chronischen Kopfschmerzen verschwunden waren, aber wenn man die lange Krankheitsvorgeschichte bedenkt, ist diese Zeitspanne relativ kurz.

Kopfschmerzen hat Frau P. manchmal immer noch (wie

wohl fast jeder Mensch gelegentlich), aber sie verschwinden allein durch Entspannungsübungen in kurzer Zeit.

Chronische Kopfschmerzen sind heute weit verbreitet

Chronische Kopfschmerzen sind heute weit verbreitet. Man darf sich nie damit abfinden und schon gar nicht ständig Schmerzmittel dagegen einnehmen. Wenn keine anderen Ursachen festzustellen sind, hilft eine Sanierung der Darmflora oft überraschend gut.

Unreine, entzündete Haut

In den westlichen Industrienationen leiden heute schon 12–15 % der Bevölkerung daran

In den westlichen Industrienationen leiden heute schon 12–15 % der Bevölkerung unter chronischen oder häufig wiederkehrenden Hautkrankheiten, die Tendenz zeigt weiter nach oben. Oft handelt es sich um keine ernsteren Hautleiden, sondern um die Neigung zu Unreinheiten und leichten Entzündungen der Haut, die aber psychisch stark belasten, weil sie gehäuft an sichtbaren Körperpartien (vor allem im Gesicht) auftreten. Folgender Fall aus meiner Praxis demonstriert, wie stark Hauterkrankungen das gesamte Leben beeinflussen können.

Fallbeispiel

„Ich traue mich schon bald nicht mehr, in den Spiegel zu schauen", klagte Andreas A. bei der ersten Konsultation. „Ständig tauchen im Gesicht neue Mitesser und Pickel auf, so daß ich manchmal wie ein Streuselkuchen aussehe. Da habe ich natürlich keine Lust, mich unter Menschen zu mischen, obwohl ich gern ausgehe. Und im Betrieb habe ich mich kürzlich nicht um eine gute Stellung bemüht, weil ich da ständig mit Kunden umgehen müßte. Ich fühle mich ziemlich vereinsamt und in meiner Lebensführung behindert."

So wie Herr A. empfinden viele Hautkranke, weil sie sich wegen ihres Aussehens schämen und ihr Selbstwertgefühl erheblich angeschlagen ist. Natürlich hängt der Wert eines Menschen nicht von seinem äußeren Erscheinungsbild ab, aber das sagt sich leicht. Gerade in unserer Gesellschaft legt man großen Wert auf eine gepflegte äußere Erscheinung und begegnet Hautkranken häufig mit unterschwelligen Vorbehalten.

Herr A. hatte immer nur versucht, seine Hautunreinheiten kosmetisch abzudecken – ein verbreiteter Fehler, der alles noch schlimmer macht. Ich verordnete ihm äußerlich und innerlich ein homöopathisches Mittel und zusätzlich die Sanierung der Darmflora, weil er auch unter häufigen Blähungen und Darmträgheit litt. Es dauerte nur knapp 1 Monat, bis alle Hautsymptome auf Dauer verschwunden waren.

Schäden der Darmflora gehören zu den häufigen Ursachen ständig wiederkehrender Hautunreinheiten

Chronische Verdauungsstörungen und Schäden der Darmflora infolge falscher Ernährung gehören zu den häufigen Ursachen ständig wiederkehrender Hautunreinheiten und -entzündungen. Verschlimmert werden sie oft noch durch die heute allgegenwärtigen Umweltgifte. Die Haut versucht nämlich, die im Darm entstehenden und von außen einwirkenden Giftstoffe wieder auszuscheiden, wird dadurch aber überfordert und reagiert dann meist mit Unreinheiten und Entzündungen. Diese sind aus der Sicht der Naturheilkunde eigentlich nicht als Krankheiten, sondern als nützlicher Selbstheilungs- und Ausscheidungsprozeß zu verstehen. Es nützt wenig, sie nur medikamentös zu unterdrücken. Erst wenn die Verdauungsfunktionen und die Darmflora wieder intakt sind, können die Hautschäden abheilen und die Umweltschadstoffe oft wieder ohne Hautreaktionen verkraftet werden.

Rheumatische Krankheiten

Volkskrankheit, die nicht nur ältere Menschen betrifft

Rheumatismus ist eine Volkskrankheit, die nicht nur ältere Menschen betrifft, sondern sogar schon im Kindesalter beginnen kann. Man faßt unter dem Oberbegriff des rheumatischen Formenkreises verschiedene Krankheitsbilder zusammen, als bekannteste und häufigste die akute oder chronische Entzündung (Arthritis) einzelner oder vieler Gelenke, die Gelenkabnutzung (Arthrose), Muskel- und Weichteilrheuma.

Die genauen Ursachen sind bei vielen dieser rheumatischen Krankheiten noch nicht endgültig geklärt. Infektionen spielen bei akuten Gelenkentzündungen die Hauptrolle, während man bei Muskel- und Weichteilrheuma oft Fehl- und Überlastungen feststellt und bei chronischer Gelenkentzündung wahrscheinlich auch Störungen des Immunsystems vorliegen, die zum Angriff der Abwehrfunktionen gegen körpereigenes Gewebe (Autoimmunkrankheit) führen.

Grundursache vieler rheumatischer

Die Naturheilkunde geht davon aus, daß als Grundursache vieler rheumatischer Erkrankungen eine Verschlackung der

Erkrankungen ist eine Verschlackung der Gewebe

Gewebe besteht, die auch die Autoimmunvorgänge mit erklären könnte. Dahinter stehen wiederum oft Störungen der Darmflora, durch die vermehrt Schlacken und Giftstoffe in den Organismus gelangen.

Eine umfassende Therapie sollte auch eine Sanierung der oft geschädigten Darmflora umfassen

Eine umfassende Therapie sollte zumindest bei chronischem Rheumatismus auch eine Sanierung der oft geschädigten Darmflora umfassen. Gleichzeitig müssen die im Körper angehäuften Schlacken und Gifte durch Anregung der Nieren- und Darmfunktionen ausgeschieden und zukünftig alle Fehler der Ernährung vermieden werden, die zur erneuten übermäßigen Ansammlung solcher schädlichen Stoffe führen. Auf diese Weise kann selbst chronischer Rheumatismus noch geheilt oder wenigstens gebessert und das weitere Fortschreiten der Krankheit gehemmt werden. Auch Arthrosen als vorzeitige Alters- und Verschleißerscheinungen (siehe dort) lassen sich so noch bessern, obwohl die bestehenden Veränderungen der Gelenke kaum noch völlig geheilt werden können.*

Störungen des Immunsystems

Störungen des Immunsystems machen sich oft durch auffällige Anfälligkeit für Krankheiten bemerkbar

Wegen der Bedeutung des Darms und seiner Keimbesiedlung für die körpereigenen Abwehr- und Selbstheilungsregulationen treten bei Schäden an der Darmflora häufig Störungen des Immunsystems auf. Sie machen sich oft durch auffällige Anfälligkeit für Krankheiten bemerkbar oder begünstigen allergische Reaktionen. Außerdem erhöht sich dadurch das Krebsrisiko, denn bösartige Geschwülste stehen ebenfalls mit Immunschwäche in Beziehung; sie verhindert, daß einzelne entartete Zellen sofort vernichtet werden, ehe sich daraus ein Tumor entwickelt.

Anfälligkeit für Krankheiten

Die abnorm erhöhte Anfälligkeit für Krankheiten ist eines der auffälligsten Merkmale der Abwehrschwäche. Während das intakte Immunsystem uns normalerweise vor jeder Krankheit

* Mehr dazu erfahren Sie in dem Ratgeber „Das Anti-Rheuma-Buch – Vorbeugen, bessern, heilen" von Ulrike Gabs, erschienen im Dr. Werner Jopp Verlag, Wiesbaden.

bewahrt oder zumindest für die rasche Selbstheilung sorgt, kommt es bei einer Schwächung der Abwehr- und Selbstheilungskräfte gehäuft zu Erkrankungen. Oft neigen diese auch zu besonders schwerem und langwierigem Verlauf, selbst wenn es sich um harmlose Gesundheitsstörungen handelt, die ein wirksames Abwehrsystem rasch heilt. Dazu wieder ein Beispiel aus meiner Praxis.

Fallbeispiel

„Früher kannte ich Erkältungen praktisch nicht", erzählte meine Patientin Sandra K., „aber heute wirft mich schon ein leichter Windhauch um. Ab Oktober muß ich damit rechnen, daß eine Erkältung nach der anderen folgt, oft, ehe die vorangegangene richtig ausgeheilt ist. Die Symptome dauern häufig wochenlang, und es treten auch immer wieder Komplikationen auf, zum Beispiel schwere Bronchitis oder Nebenhöhlenentzündungen, die dann durch Antibiotika behandelt werden müssen."

Die Krankheitsvorgeschichte ergab, daß Frau K. vor Jahren, als sie unter hohem seelischem Streß stand und Beruhigungsmittel einnahm, chronisch verstopft war und dagegen reichlich Abführmittel schluckte. Außerdem führte sie immer wieder einseitige Schlankheitskuren mit viel tierischem Eiweiß durch, weil sie wegen des häufigen Verzehrs von Süßigkeiten zu Übergewicht neigte. Das waren eindeutige Verdachtsmomente für eine Störung der Darmflora, die durch Untersuchung bestätigt wurde.

Die Sanierung der Darmkeime wurde durch ein pflanzliches Arzneimittel (Echinacea) zur Abwehrsteigerung ergänzt und war ein voller Erfolg, wie mehrere Nachuntersuchungen in längeren Abständen ergaben. Die Anfälligkeit für Erkältungen ging deutlich zurück, die Verdauungsfunktionen normalisierten sich, und das Allgemeinbefinden besserte sich spürbar.

Die Immunschwäche bei gestörter Darmflora begünstigt nicht nur relativ harmlose Erkrankungen wie eine Erkältung, sondern kann auch jeder anderen Krankheit Vorschub leisten. Das erklärt sich einmal aus der gestörten Verdauung der Nahrung, die den Körper insgesamt in seiner Widerstandskraft gegen Krankheiten schwächt. Hinzu kommen wieder die Giftstoffe aus dem Darm, die Abwehr- und Selbstheilungsregulationen hemmen und blockieren, so daß schon eine leichte Schädigung, der Gesunde widerstehen, zur ernsten Krankheit mit langwierigem Verlauf führen kann. Bei Frau K. kam noch hinzu, daß sie häufiger Antibiotika erhielt, die ihre Darmflora zusätzlich schädigten. Durch die Sanierung der Darmflora werden diese Ursachen der Immunschwäche beseitigt, der Körper gewinnt wieder seine gewohnte Widerstandskraft.

Allergische Reaktionen

Zu den häufigsten Erkrankungen des allergischen Formenkreises gehören Heuschnupfen, Asthma, Hautausschläge und Darmentzündungen mit Durchfall. Ausgelöst werden sie durch Stoffe, die Nicht-Allergiker problemlos vertragen, z. B. Pollen, Federn, Haare und zahlreiche Nahrungsmittel. Sie provozieren eine Überreaktion der Abwehrregulationen, bei der es zu Schnupfen, Atemnot und vielen anderen Symptomen kommt, je nach der Art des auslösenden Stoffs und seiner Aufnahme über die Atem- und Verdauungswege oder über die Haut.

Die eigentliche Ursache der allergischen Reaktionen ist in den gestörten Immunfunktionen zu suchen

Die eigentliche Ursache der allergischen Reaktionen ist aber nicht im Kontakt mit solchen Stoffen, sondern in den gestörten Immunfunktionen zu suchen. Das Abwehrsystem ist chronisch geschwächt und neigt deshalb aus einer Art „reizbarer Schwäche" heraus zu übermäßigen Reaktionen. Daran können ungünstige Erbanlagen schuld sein, immer häufiger aber auch Umweltgifte, die das durch falsche Ernährungs- und Lebensgewohnheiten häufig bereits vorgeschädigte Immunsystem weiter schwächen und reizen.

Auch Störungen der Darmflora können eine Rolle spielen

Auch Störungen der Darmflora können eine Rolle spielen, die noch nicht in allen Einzelheiten geklärt ist. Die damit verbundene ungenügende Verwertung der Nahrung und Selbstvergiftung aus dem Darm sind wohl ebenso daran beteiligt wie die Lymphknötchen und Peyer-Platten in der Darmschleimhaut, die für die Immunfunktionen von großer Bedeutung sind. Unter anderem wird das bei der oralen Desensibilisierung durch Einnahme von Pollen durch den Mund deutlich, die wahrscheinlich vornehmlich über die Darmlymphknötchen und Peyer-Platten dafür sorgt, daß eingeatmeter Pollen nicht zu Heuschnupfen und Asthma führt.

Im allgemeinen kommen stets mehrere Krankheitsfaktoren zusammen, ehe allergische Reaktionen auftreten, neben körperlichen oft auch noch seelisch-nervöse Einflüsse. Die erfolgreiche Ganzheitstherapie versucht deshalb (im Gegensatz zur Schulmedizin) weniger, die allergischen Symptome massiv durch Antihistaminika (Arzneimittel mit antiallergischer Wirkung, die eine vermehrte Ausschüttung des Gewebshormons Histamin verhindern) oder Kortison zu unterdrücken, was allenfalls vorübergehend bei heftigen allergischen Reaktionen angezeigt ist. Im Vordergrund steht vielmehr die Normalisierung des gesamten Immunsystems einschließlich der Darmflora und der Immunfunktionen der Lymphknötchen und Peyer-Platten im Darm. Erst wenn das durch fachmännische Behandlung gelungen ist, kann die Neigung zu allergischen Überreaktionen dauerhaft geheilt werden

Im Vordergrund steht die Normalisierung des gesamten Immunsystems einschließlich der Darmflora

Erhöhtes Krebsrisiko

Bei den zahlreichen Zellteilungen, die ständig im lebenden Organismus erfolgen, kommen immer wieder einmal Fehler vor. Dann entstehen entartete Zellen, aus denen sich ein Krebstumor entwickeln könnte. Eine intakte Körperabwehr erkennt diese potentiellen Krebszellen aber sofort, weil sie durch die Entartung zu körperfremdem Eiweiß geworden sind, und vernichtet sie durch Abwehrstoffe, ehe daraus ein Tumor gebildet wird. Das geschieht wahrscheinlich ständig, ohne daß wir etwas davon bemerken. Viele Fachleute gehen davon aus, daß wir wohl jede Woche mindestens einmal vorübergehend „krebskrank" sind, bis das Immunsystem die entarteten Zellen vernichtet hat.

Jede Woche mindestens einmal „krebskrank"

Wenn die Abwehr- und Selbstheilungsregulationen nicht mehr schlagkräftig genug sind, kann es passieren, daß sie die vereinzelten entarteten Zellen nicht alle erkennen und vernichten können. Dann droht die Entwicklung einer bösartigen Geschwulst, die langsam wächst und oft erst nach Jahren bis Jahrzehnten im weit fortgeschrittenen Stadium erkannt wird. Eine erfolgreiche Behandlung fällt dann sehr schwer oder ist unmöglich.*

---

* Zur ausführlichen Information verweisen wir auf das Buch „Krebs vorbeugen – Strategien gegen eine vermeidbare Krankheit" von Gerhard Leibold, erschienen im Dr. Werner Jopp Verlag, Wiesbaden.

Bei der Mehrzahl der Krebskranken bestehen Störungen der Darmflora

Die praktische Erfahrung lehrt, daß bei der Mehrzahl der Krebskranken Störungen der Darmflora bestehen. Diese Häufung legt den Schluß nahe, daß Veränderungen der Darmkeime mit zum Krebs beitragen. Hauptsächlich erklärt sich das wahrscheinlich aus der Schwächung des Immunsystems. Hinzu kommen aber auch wieder die Gifte und Schlacken aus dem Darm, die den Körper insgesamt schädigen, die Zellen verschlacken und den normalen Zellstoffwechsel und die Sauerstoffverwertung stören.

Grundsätzlich sollte zur Vorbeugung, Therapie und Nachsorge von Krebs immer eine Sanierung der Darmflora erfolgen

Grundsätzlich sollte zur Vorbeugung, Therapie und Nachsorge von Krebs immer eine Sanierung der Darmflora erfolgen. Allein dadurch läßt sich Krebs natürlich nicht zuverlässig verhüten oder heilen, aber ein wichtiger Risikofaktor wird beseitigt, dessen Bedeutung heute überhaupt noch nicht zuverlässig genug beurteilt werden kann.

Die schulmedizinische Krebstherapie beachtet die Normalisierung der Darmkeime meist viel zu wenig

Die schulmedizinische Krebstherapie beachtet die Normalisierung der Darmkeime meist viel zu wenig, allenfalls bei Darmkrebs wird auch daran gedacht. Das erklärt sich aus dem einseitigen, eingeschränkten Verständnis von Krebs als örtlich begrenzter Erkrankung, während die Ganzheitsmedizin die Geschwülste als lokale Folge einer Allgemeinkrankheit mit Abwehrschwäche und Stoffwechselstörungen versteht.

Die tägliche Darmpflege

Die Pflege des Darms und seiner Keimbesiedlung gehört zur regelmäßigen Gesundheitsvorsorge. Sie hilft, viele Krankheiten zu vermeiden, Vitalität, Leistungskraft und Wohlbefinden zu fördern. Im Mittelpunkt steht dabei die gesunde Vollwertkost als Grundvoraussetzung für gute Gesundheit. Ergänzt wird sie durch einige spezielle Maßnahmen zur Pflege des Darms. Bei Bedarf empfehlen sich auch noch seelische Hilfen, wie regelmäßige Entspannung mit gezielten Autosuggestionen, denn der Darm reagiert oft sehr empfindlich auf psychische Belastungen. Alle diese Maßnahmen kommen nicht allein dem Darm, sondern der Gesundheit insgesamt zugute.

Vollwertkost fördert die Darmfunktionen

Eine gesunde, ausgewogene Ernährung bildet die Grundlage der Gesundheit

Eine gesunde, ausgewogene Ernährung bildet die Grundlage der Gesundheit. Es wäre wenig sinnvoll, zur Vorsorge von Darmschäden eine einseitig nur darauf ausgerichtete Kost zu empfehlen und darüber zu vergessen, daß der gesamte Organismus durch die Ernährungsweise gesund erhalten werden soll. Die folgenden Empfehlungen zur Ernährung folgen deshalb dem Ganzheitsprinzip, das heißt, sie nützen dem gesamten Körper, nicht nur dem Darm. Man kann sich danach ständig gesund ernähren und die Darmfunktionen dabei pflegen. Die speziellen Diätmaßnahmen bei bereits bestehenden Darm- und Floraschäden, die von der vorbeugenden Kost abweichen, stellen wir später (siehe Diätkuren für den Hausgebrauch) gesondert vor.

Wichtige Nahrungsmittel für den Darm

Jede vollwertige Ernährung fördert auch die Funktionen des Darms und seiner nützlichen Keime

Jede vollwertige Ernährung fördert auch die Funktionen des Darms und seiner nützlichen Keime. Einige Bestandteile der Vollwertkost, die für den Darm von besonderer Bedeutung sind, wollen wir einleitend ausführlicher vorstellen. Es handelt sich dabei um die Rohkost, die viele Enzyme und Ballaststoffe enthält, und um gesäuerte Nahrungsmittel, die für ein Milieu im Darm sorgen, das die nützlichen Darmkeime besonders fördert.

Naturbelassene Rohkost

Unsere Lebensmittel sollen so naturbelassen wie möglich sein

Eine Grundforderung der modernen Ernährungsreform, die vor allem durch Dr. Maximilian Bircher-Benner (1867 - 1939) und Professor Werner Kollath (1892 - 1970) begründet wurde, lautet: Unsere Lebensmittel sollen so naturbelassen wie möglich sein. Nur unter dieser Voraussetzung ist die Nahrung noch „lebendig“ und fördert die Lebensfunktionen am besten. Alle Veränderungen der Nahrungsmittel bedeuten eine Entwertung (Denaturierung).

Nur die Rohkost entspricht der Forderung nach „lebendiger“ Nahrung

Nur die Rohkost entspricht der Forderung nach „lebendiger“ Nahrung, weil sie praktisch nicht verändert wird. Das setzt freilich voraus, daß sie immer so frisch wie möglich verwendet wird und - was heute besonders wichtig ist - aus kontrolliertem biologischem Anbau stammt, der auf chemische Dünge- und Spritzmittel verzichtet. (Die Kontrolle des biologischen Anbaus ist keineswegs immer gegeben; regelmäßiger Überwachung unterliegen zum Beispiel die Demeter-Produkte aus dem Reformhaus.) Andernfalls kommt es auch ohne Erhitzung und andere Bearbeitungsvorgänge doch zur Denaturierung.

Allerdings ist es immer noch gesünder, Rohkost aus konventionellem Anbau zu verzehren, als weitgehend darauf zu verzichten, wie es in der üblichen Zivilisationskost der Fall ist. Das Angebot an biologisch angebauten Nahrungsmitteln wäre ohnehin noch zu gering, um den gesamten Bedarf zu decken, man kommt also nicht darum herum, auch andere Lebensmittel zu verwenden.

Rohkost soll mindestens 30 % der gesamten Nahrungszufuhr des Tages decken

Rohkost soll mindestens 30 % (besser mehr) der gesamten Nahrungszufuhr des Tages decken. Sie gehört zu jeder Mahlzeit und wird stets vor allen anderen Speisen verzehrt, weil sie nur dann alle ihre Wirkungen entfalten kann. Einen Teil der Rohkost kann man flüssig (Obst- und Gemüsesäfte) zu sich nehmen, den größeren Teil in Form von Salaten, frischem Obst, rohem Gemüse, Müsli und Frischkornbrei.

Gegen diese Empfehlung wenden viele meiner Patienten ein: „Ich vertrage aber die Rohkost so schlecht, sie führt bei mir zu Blähungen und Völlegefühl.“ Das kommt in der Tat recht häufig vor, ist aber kein Grund, die lebenswichtige Rohkost wieder vom Speisezettel zu streichen. Vielmehr beginnt man dann mit Obst- und Gemüsesäften als „flüssiger Rohkost“, damit sich die verweichlichten Verdauungsorgane überhaupt erst wieder an naturbelassene Nahrung gewöhnen, und gibt im Verlauf von 2 – 3 Wochen immer mehr feste Rohkost dazu.

Außerdem muß strikt auf Zucker in jeder Form verzichtet werden

Außerdem muß strikt auf Zucker in jeder Form verzichtet werden, wie der bekannte Naturheilarzt Dr. Bruker betont, sonst verträgt man die Rohkost oft nie.

Wenn trotzdem nach 3 – 4 Wochen immer noch Verdauungsstörungen durch Rohkost auftreten, kann das auf eine Krankheit im Bereich der Verdauungsorgane hinweisen, die nach gründlicher Untersuchung gezielt behandelt wird.

Vorteile der naturbelassenen Rohkost

Die wichtigsten Vorteile der naturbelassenen Rohkost liegen auf der Hand:

- Allgemeine Aktivierung des gesamten Körpers, insbesondere auch seiner Abwehr- und Widerstandskräfte, die sich aus der Umstimmung vorher gestörter Lebensfunktionen und reichlicher Zufuhr von Vitalstoffen erklärt;
- Entlastung der Verdauungsorgane und des Stoffwechsels mit Entschlackung und Entgiftung, insbesondere Normalisierung des Stuhlgangs durch reichliche Zufuhr von Ballaststoffen und Schaffung eines günstigen Milieus für die Darmflora.

> Diese Hauptwirkungen der täglich verzehrten Rohkost tragen maßgeblich mit zur Erhaltung der Gesundheit, Pflege des Darms und Förderung der gesunden Keimbesiedlung bei. Ohne Übertreibung kann man sie als den Eckpfeiler der täglichen Gesundheitsvorsorge bezeichnen.

Ballaststoffe als „Darmbesen"

Die unverdaulichen Bestandteile vorwiegend der pflanzlichen Lebensmittel wurden lange als überflüssiger Ballast mißverstanden. Das führte dazu, daß man bei der industriellen Bearbeitung der Nahrung versuchte, sie soweit wie möglich daraus zu entfernen. So entstanden zum Beispiel die „verfeinerten" Weißmehlprodukte und der polierte Reis. Durch solche denaturierten Nahrungsmittel sank der Ballaststoffgehalt der üblichen Zivilisationskost auf 10 g und weniger am Tag, obwohl man mindestens 30 g, besser 50 g davon benötigt. Auch der zu geringe Verzehr von Rohkost trug viel zum Rückgang der Ballaststoffversorgung bei.

Täglicher Bedarf

Zu wenig Ballaststoffe gefährden die Gesundheit

Mittlerweile sah man ein, daß zu wenig Ballaststoffe die Gesundheit gefährden. Im weiteren Sinn gehören sie nämlich zu den unentbehrlichen Vitalstoffen, die vor allem an folgenden Aufgaben beteiligt sind:

Aufgaben

- Regelmäßige Entleerung des Stuhls, die auf zweifache Weise gefördert wird: Durch Wasserbindung quellen die Ballaststoffe im Darm auf und üben einen mechanischen Entleerungsreiz auf die Darmschleimhaut aus, durch chemische Umwandlung entstehen aus Ballaststoffen natürlich abführende Säuren; zugleich beugen sie Darmdivertikeln vor.

- Pflege der Darmflora, insbesondere der Bakteroideskeime, die für die Fermentation kurzkettiger Fettsäuren (diese sind für das Säuremilieu im Darm zuständig) Ballaststoffe als „Futter" benötigen; die Regulierung des Säuremilieus im Darm beugt gleichzeitig der Überwucherung der nützlichen Darmflora durch schädliche Keime vor.

- Bindung von Schlacken und Giften im Darm, die von den Ballaststoffen aufgesaugt und beschleunigt ausgeschieden werden, so daß die Selbstvergiftung aus dem Darm vermieden wird; das beugt wahrscheinlich auch Darmkrebs vor.
- Bindung eines Teils der Nahrungsfette (die heute viel zu reichlich in der üblichen Kost vorhanden sind); dadurch kann Übergewicht vermieden und vermutlich auch Krebs vorgebeugt werden, bei dem die übermäßige Fettzufuhr eine Rolle spielt; außerdem normalisieren sich auf diese Weise erhöhte Blutfettwerte.
- Vorbeugung von Hämorrhoiden, Krampfadern, Gallensteinen und Zuckerkrankheit, die durch die regelmäßige Darmentleerung mit beschleunigter Nahrungspassage und Bindung von Fetten erklärt wird.

Diese noch nicht vollständige Aufzählung zeigt, wie wichtig die regelmäßige Versorgung mit mindestens 30 g Ballaststoffen am Tag für die Gesundheit allgemein und für den Darm ist. Wenn die Ernährung genügend Rohkost enthält, bedarf es dazu keiner Diätmittel wie Leinsamen oder Weizenkleie. Diese können bei Bedarf vorübergehend zur Nahrungsergänzung zum Beispiel bei akuter Verstopfung eingenommen werden. Wichtig ist reichliche Flüssigkeitszufuhr, sonst quellen die Ballaststoffe im Darm nicht richtig auf und können sogar zu einem Pfropf verklumpen, der manchmal chirurgisch entfernt werden muß.

Wichtig ist reichliche Flüssigkeitszufuhr

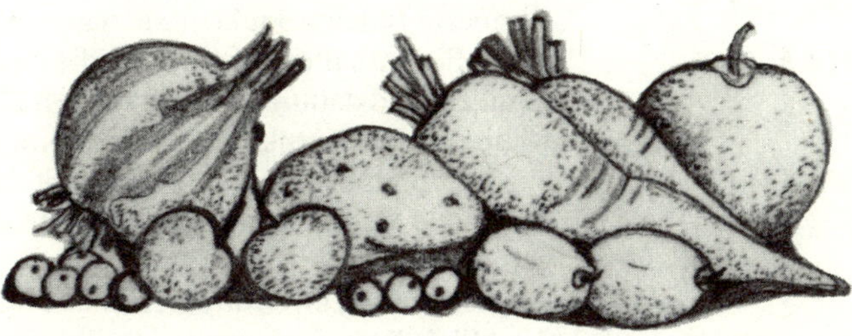

Tabelle wichtiger Ballaststoffe

Lebensmittel (100 g)	Ballaststoffgehalt (in g)	Lebensmittel (100 g)	Ballaststoffgehalt (in g)
Mandeln	14,3	Rosenkohl	2,9
Roggenknäckebrot	11,7	Karotten	2,9
Vollkornbrot	8,5	Weißkohl	2,7
rote Johannisbeeren	8,2	rote Bete	2,5
weiße Bohnen	7,4	Wirsingkohl	2,5
Haferflocken	7,0	Pflaumen	2,5
Rosinen	6,8	Erdbeeren	2,2
Spinat	6,3	Aprikosen	2,1
Vollreis	5,5	Kartoffeln	2,0
Walnüsse	5,2	Sellerie (roh)	1,8
Heidelbeeren	5,0	Blumenkohl	1,8
Erbsen	4,8	Kirschen	1,7
Mischbrot	4,6	Birnen	1,7
Linsen	3,7	Tomaten	1,5
Äpfel	3,4	Pfirsich	1,4
Rotkohl	3,4	Zwiebeln	1,3
Bananen	3,4	Ananas	1,2
grüne Bohnen	3,2	Gurken	0,4
Zucchini	3,0		

Gesäuerte Nahrungsmittel

Milchsäure

Zu den wichtigsten gesäuerten Lebensmitteln, die in der Vollwertkost nicht fehlen dürfen, gehören Joghurt, andere gesäuerte Milchprodukte (wie Sauermilch, Kefir) und Sauerkraut. Sie enthalten Milchsäure, die das Säuremilieu im Darm reguliert und dadurch die nützlichen Darmkeime begünstigt, während viele Krankheitserreger dadurch geschädigt werden, ehe sie zu einer Infektionskrankheit führen können. Außerdem wird dadurch auch die regelmäßige Darmentleerung gefördert.

Abgesehen von ihren direkten Wirkungen auf den Darm spielt die Milchsäure auch noch eine Rolle beim Stoffwechsel, fördert die Zellatmung und den Säureschutzmantel der Haut, die Durchblutung und Energieversorgung des Herzmuskels. Ausführlicher gehen wir auf die verschiedenen Formen und Wirkungen der Milchsäure später bei den Heilverfahren gegen Dysbiose ein; denn sie kann auch als Arzneimittel zur Sanierung des Darms und seiner Flora verwendet werden.

Joghurt

Sauerkraut

Zur täglichen Gesundheitsvorsorge genügen die oben genannten gesäuerten Nahrungsmittel. Am besten verzehrt man täglich Joghurt (bevorzugt Bioghurt oder Sanoghurt aus dem Reformhaus) und andere gesäuerte Milchprodukte sowie 2–4 Gabeln frisches Sauerkraut oder Sauerkrautsaft.

Milchzucker

Auch der als Diätmittel angebotene Milchzucker begünstigt ein gesundes Säuremilieu im Darm und die Darmflora. Insbesondere der Lactobacillus bifidus wird dadurch gefördert, weil er den Milchzucker als „Futter" benötigt und dabei Milchsäure freisetzt; sie wirkt in gleicher Weise wie die mit gesäuerten Nahrungsmitteln zugeführte Milchsäure. Im Gegensatz zum üblichen Haushaltszucker ist der Milchzucker nicht gesundheitsschädlich und schmeckt auch kaum süß. Er wird am besten den Speisen und Getränken zugefügt und regelmäßig für einige Wochen zur Kur oder dauernd verwendet.

Vollwertkost in der Praxis

Die vollwertige, gesunde Ernährung muß weder fad und langweilig schmecken noch viel mehr Mühe und Kosten als die übliche Zivilisationskost verursachen, wie oft dagegen eingewendet wird. Man muß nur die bisherigen Ernährungsgewohnheiten teilweise verändern, was nach einer kurzen Phase der Umstellung ebenso selbstverständlich wie die frühere Kost wird.

Im Rahmen dieses Buchs können nur die Grundsätze der vollwertigen Ernährung vorgestellt werden. Zur ausführlichen Information verweisen wir deshalb auf die einschlägige Literatur mit Kostplänen und Rezepten.*

---

* Eine leicht praktisch umsetzbare Anleitung gibt das Buch „Vollwerternährung für die ganze Familie – Mit 100 Rezepten" von Marlis Weber, erschienen im Dr. Werner Jopp Verlag, Wiesbaden.

Auswahl der Lebensmittel

Die „lebendige", für die Gesundheit insgesamt und für die Darmfunktionen am besten geeignete Kost muß so naturbelassen und frisch wie möglich sein. Dieser oberste Grundsatz wird am leichtesten erfüllt, wenn man pflanzliche Lebensmittel (vor allem für die Rohkost) täglich frisch einkauft, möglichst immer aus kontrolliertem biologischem Anbau, damit sich keine vermeidbaren Dünge- und Spritzmittelrückstände darin befinden.

Täglich frisch einkaufen

Eine große Auswahl solcher Nahrungsmittel findet man vor allem im Reformhaus oder Naturkostladen, neuerdings vermehrt auch in „normalen" Supermärkten. Einen Teil des Bedarfs kann man auch direkt bei einem seriösen Bio-Bauern auf dem Wochenmarkt oder direkt vom Hof in der näheren Umgebung kaufen. Wer einen eigenen Garten besitzt, hat es besonders leicht, einen Teil der pflanzlichen Kost erntefrisch auf den Tisch zu bringen, alles kann man aber kaum selbst kultivieren.

Tiefkühlkost und Konserven

Tiefkühlkost und Konserven sind zwar nicht mehr so naturbelassen wie möglich, aber sie können frischer als viele Lebensmittel sein, die oft erst nach längerem Transport und Zwischenlagerung in die Regale gelangen. Die Zutaten zur Tiefkühlkost oder zu Konserven werden heute meist innerhalb weniger Stunden nach der Ernte verarbeitet. Deshalb spricht nichts dagegen, wenn man diese Nahrungsmittel zwischendurch verwendet, vor allem im Winter, wenn das Angebot an Frischkost ohnehin geringer ist. Allein davon sollte man sich aber nicht ernähren.

Ungeeignete Nahrungsmittel

Ungeeignet, weil oft erheblich denaturiert, sind alle Nahrungsmittel, die industriell verarbeitet, mit Aroma-, Farb- und Konservierungszusätzen versehen, geräuchert oder gepökelt wurden, z. B. Weißmehlprodukte, polierter Reis, Zuckerraffinade, Fertiggerichte, Schinken und Salami. Auf solche Produkte wird in der gesunden Ernährung ganz verzichtet.

Für die Auswahl der einzelnen Nahrungsbestandteile gelten darüber hinaus die folgenden Empfehlungen:

- Obst, Gemüse und Salate müssen von guter Qualität sein, insbesondere dürfen sie keine fauligen oder schimmeligen Stellen aufweisen und nicht äußerlich mit Wachs und anderen Stoffen behandelt sein; zur vollwertigen Ernährung verwendet man jeden Tag verschiedene Obst-, Gemüse- und Salatsorten, weil nur so gewährleistet wird, daß man alle Vitalstoffe erhält.
- Getreideprodukte bestehen stets aus vollem Korn, denn nur dann sind viele Vital- und Ballaststoffe darin enthalten; teils werden sie mit Obst und Gemüse zum Müsli und Frischkornbrei, teils als Brot oder Reisgerichte verwendet.
- Fleisch und Wurst sollen aus artgerechter Tierhaltung stammen, die keine unnötigen Medikamente zum Beispiel als Masthilfen verwendet; der übliche reichliche Verzehr soll auf 1mal täglich, besser nur jeden 2. Tag eingeschränkt werden, wobei man die tierischen Produkte nur als Beilage zur pflanzlichen Kost und nicht als Hauptgericht verzehrt. Geeignet sind nur fettarme tierische Nahrungsmittel, Schweinefleisch, Räucher- und Pökelwaren sollen ganz vermieden werden.*
- Fisch ist grundsätzlich zwar gesünder als anderes Fleisch, weil er hochwertiges, leicht verdauliches Eiweiß, Omega-3-Fettsäuren und das in der üblichen Ernährung meist zuwenig vorhandene Spurenelement Jod für die Schilddrüse enthält, dafür befinden sich heute aber auch zunehmend Umweltgifte (besonders Quecksilber und andere Schwermetalle) darin; deshalb sollte auch er nur mäßig verzehrt werden.
- Fette schränkt man in der gesunden Kost deutlich ein, mehr als 40 – 45 g Koch- und Streichfett am Tag können bei der üblichen bewegungsarmen Lebensweise kaum verbraucht werden; bevorzugt verwendet man kaltgepreßte Keimöle, daraus hergestellte Diätmargarinen mit essentiellen hochungesättigten Fettsäuren, aber höchstens 15 g Butter am Tag. Da viele (vor allem tierische) Nahrungsmittel von vornherein „versteckte“ Fette enthalten, bevorzugt man fettarme Lebensmittel, die ohne oder mit wenig Fett zubereitet werden können. Raffinierte Öle, Schmalz, teilweise gehärtete Fette und Mayonnaisen sind zu meiden.

---

* Über die Risiken informiert das Buch „Gesünder leben ohne Schweinefleisch“ von Gerhard Eckert, erschienen im Dr. Werner Jopp Verlag, Wiesbaden.

- Milchprodukte decken in der fleischarmen Vollwertkost vor allem den Eiweißbedarf, in gesäuerter Form sind sie außerdem nützlich für die Darmfunktionen und die Darmflora (siehe auch gesäuerte Nahrungsmittel); täglich trinkt man 1/4 l Vorzugsmilch, außerdem nimmt man Buttermilch, Sauermilch, Joghurt, Kefir und Quark je nach Geschmack. Wenn Trinkmilch schlecht vertragen wird, kann man zugunsten der anderen Milchprodukte auch darauf verzichten. Käse wird zusätzlich mäßig verzehrt, bevorzugt fettarme Sorten. Rahm, Créme fraiche und ähnliche Milchprodukte zum Verfeinern der Speisen sind sehr fettreich und werden möglichst selten nur sparsam verwendet.

Mehr muß man bei der Auswahl der Nahrungsmittel zur Vollwertkost nicht beachten, um die Gesundheit insgesamt und insbesondere den Darm zu pflegen.

Von allen genannten Lebensmitteln sind die pflanzlichen am wichtigsten

Von allen genannten Lebensmitteln sind die pflanzlichen am wichtigsten. Bei richtig zusammengestellten Mahlzeiten kann man sich auch vegetarisch ohne Fleischwaren vollwertig ernähren und muß keine Mangelzustände befürchten.

Abwechslungsreich zusammengestellte Mahlzeiten

Die Vollwertkost soll stets abwechslungsreich zusammengestellt werden. Einmal ist das notwendig, weil nur ein vielfältiges Nahrungsangebot alle Nähr- und Vitalstoffe enthält, zum anderen aber auch, damit die Kost gut schmeckt und nicht schon bald wieder aufgegeben wird.

5 Mahlzeiten am Tag

Anstelle der üblichen 3 Hauptmahlzeiten empfiehlt es sich, die Nahrungsmenge auf 5 Mahlzeiten über den Tag zu verteilen. Die Hauptmahlzeiten werden dabei etwas verringert, zusätzlich verzehrt man vormittags und nachmittags je eine kleine Zwischenmahlzeit. Auf diese Weise wird die Nahrung besser verwertet und belastet die Verdauungsorgane weniger, nach dem Essen tritt kein ausgeprägter „toter Punkt“ auf, und man kann auf kalorienreiche Knabbereien, die oft zwischen den Mahlzeiten gegessen werden und Übergewicht fördern, leicht verzichten. In der Praxis hat es sich bewährt, die einzelnen Mahlzeiten wie folgt zusammenzustellen:

Frühstück

30 % Kalorien zum *Frühstück*
Zunächst trinkt man gleich nach dem Aufstehen 1 - 2 Glas zimmerwarmes Mineralwasser, das regt die Stuhlentleerung an und bringt auch den Kreislauf in Schwung. Dann gibt es Obst- und Gemüsesaft als „flüssige Rohkost“, Müsli oder Frischkornbrei mit Obst und Gemüse, 2 - 3mal wöchentlich 1 weiches Ei, gelegentlich etwas Käse oder Wurst (nicht jeden Tag) mit Vollkorn- und Knäckebrot und gesäuerte Milchprodukte. Kaffee oder Schwarztee sollen nicht zu stark zubereitet und ohne Zucker eingenommen werden, am besten nur 1 - 2 Tassen, wenn man nicht den mild anregenden Rosmarintee oder einen anderen Kräutertee vorzieht.

2. Frühstück

5 % Kalorien zum *2. Frühstück*
Dazu gibt man frisches Obst, Knäckebrot, vielleicht auch etwas Joghurt oder ein Sauermilch-Obstsaft-Mischgetränk, Mineralwasser und Kräutertee. Wenn zum 1. Frühstück mangels Appetit nicht genug gegessen wurde, kann man die fehlende Nahrungsmenge jetzt nachholen, zum Beispiel durch Vollkornbrot und mehr gesäuerte Milchprodukte.

Mittagessen

40 % Kalorien zum *Mittagessen*
Einleitend ißt man eine Salat-Gemüse-Rohkostplatte, danach kann eine klare Gemüsebrühe folgen (die aber nicht notwendig ist); das Hauptgericht besteht aus Kartoffeln, Vollreis, Vollkornteigwaren und gedünstetem Gemüse, als Beilage gibt es (möglichst nicht jeden Tag) mäßig Fleisch oder Fisch. Der Nachtisch besteht aus frischem Obst. Mit Getränken wie Mineralwasser und Säften geht man sparsam um, damit die Verdauungssäfte nicht zu stark verdünnt werden.

Zwischenmahlzeit am Nachmittag

5 % Kalorien zur *Zwischenmahlzeit am Nachmittag*
Frisches Obst, etwas Knäckebrot und gesäuerte Milchprodukte verzehrt man nachmittags gegen 15 Uhr, dazu Mineralwasser und Säfte.

Abendessen

20 % Kalorien zum *Abendessen*
Es soll zwischen 18 und 19 Uhr verzehrt werden, weil sonst die Verdauungsorgane schon auf Ruhe umgeschaltet haben und die Nahrung nicht mehr so gut verdaut und verwertet wird. Zu-

erst gibt es wieder eine Salat-Gemüse-Rohkostplatte. Zum kalten Abendbrot ißt man Vollkorn- oder Knäckebrot mit gesäuerten Milchprodukten, mäßig magerem Käse, ab und zu auch etwas Wurst. Wer ein warmes Abendbrot vorzieht, stellt es wie das Mittagessen, aber entsprechend kalorienärmer zusammen. Als Getränke eignen sich Säfte, Kräutertee (aber kein anregender Rosmarintee) und Mineralwasser.

Nach dem Abendessen

Nach dem Abendessen soll nur aus besonderem Anlaß (z. B. bei einer Einladung) noch etwas gegessen werden. Ansonsten kann man allenfalls vor dem Schlafengehen noch etwas frisches Obst und schlaffördernden Baldriantee mit 1 Teelöffel Honig zu sich nehmen. Die beliebten Knabbereien am Abend zum Beispiel beim Fernsehen sollte man meiden, sie belasten unnötig die Verdauungsorgane und begünstigen Übergewicht.

2000 - 2500 Kalorien täglich

Insgesamt benötigt man bei normaler körperlicher Beanspruchung täglich 2000 - 2500 Kalorien (8360 - 10450 Joule). Es ist aber nicht notwendig, die Kalorien jeder Mahlzeit genau zu berechnen. Wenn man sich vollwertig mit genügend Rohkost ernährt, wird diese Kalorienmenge im allgemeinen nicht überschritten. Erhöht sich trotzdem das wöchentlich einmal zu kontrollierende Körpergewicht, wird die Nahrungszufuhr einfach etwas vermindert, damit man die überflüssigen Pfunde rasch wieder verliert.

Schonende Zubereitung

Falsche Zubereitung der Speisen kann auch die vollwertig zusammengestellte Kost entwerten. Deshalb achtet man darauf, daß die Nahrungsmittel möglichst wenig denaturiert werden. Rohkost reinigt man unmittelbar vor dem Verzehr gründlich mit kaltem Wasser, feste Rohkost kann dabei mit einer Bürste abgeschrubbt werden. Dann zerkleinert man sie in mundgerechte Stücke und richtet sie auf dem Teller an. Verzehrbare Schalen entfernt man grundsätzlich nicht, denn darunter befinden sich oft besonders viele Vitalstoffe; wenn die Nahrung nicht aus biologischem Anbau stammt, kann Schälen aber angebracht sein, weil durch Wasser nicht alle Schadstoffe von den Schalen entfernt werden.

Würzen

Gewürzt wird mit Kräutern und mäßig Salz, zur saftarmen Rohkost gibt man eine Marinade oder Tunke mit Joghurt, Quark, Essig und Öl, aber keine Mayonnaise oder Salatdressing. Nach dem appetitlichen Anrichten verzehrt man die Rohkost sofort.

Erhitzen

Was roh nicht verzehrt werden kann, bereitet man schonend durch Erhitzen zu, die damit verbundene Entwertung muß in Kauf genommen werden. Die Garzeit wird so kurz wie möglich bemessen, die Speisen dürfen nicht zerfallen. Da in das Kochwasser Vitalstoffe übertreten, verwendet man es wenigstens teilweise zu Suppen, Soßen oder als Getränk. Geeignete Zubereitungsformen sind kurzes Kochen, Garen im Dampftopf oder Römertopf, fettfreies Grillen im Elektrogrill, bei Getreideprodukten auch Backen. Vom Braten und Fritieren ist abzuraten, weil man dazu unnötig Fett benötigt und die Bratenkruste schädliche Stoffe enthalten kann.

Vom Braten und Fritieren ist abzuraten

In Folien kann man zwar schonend und fettfrei garen, aber es wird diskutiert, ob dabei keine schädlichen Stoffe in die Nahrung übertreten. Auch Mikrowellen gelten als bedenklich, weil sie zu einer starken Denaturierung führen und die ungleichmäßige Erhitzung mögliche Krankheitserreger nicht zuverlässig abtötet. Deshalb sollte man diese modernen Zubereitungsformen allenfalls mäßig nutzen.

Mikrowellen

Langsam essen – gut kauen

Die gute Verdauung beginnt bereits im Mund mit der mechanischen Zerkleinerung und Einspeichelung der Nahrung. Dadurch wird sie auf die weitere Verarbeitung vorbereitet. Gleichzeitig kommt beim Kauen bereits die Absonderung von Verdauungssäften in Gang. Deshalb ist es wichtig, in Ruhe und ohne Ablenkung langsam und bewußt zu essen. Nach jedem Bissen legt man am besten das Besteck aus der Hand und kaut gründlich, bis sich die Nahrung im Mund halb verflüssigt hat, schluckt dann und nimmt erst danach den nächsten Bissen auf.

Beim langsamen, bewußten Essen fördert man nicht nur die weitere Verdauung im Magen-Darm-Kanal, sondern kann die Speisen auch besser genießen und die Sättigung rechtzeitig wahrnehmen. Dann beendet man die Mahlzeit sofort, auch wenn Reste auf dem Teller bleiben, sonst kommt es im Lauf der Zeit oft zu Übergewicht. Da viele Menschen infolge ihrer Erziehung keine Reste zurücklassen können, empfiehlt es sich, zunächst nur wenig Nahrung auf den Teller zu geben und bei Bedarf nachzuschöpfen.

Süßigkeiten und andere Genußmittel

Denaturierte Kohlenhydrate sind für die gesunde Ernährung praktisch wertlos

Zucker, andere Süßigkeiten, Kuchen, Gebäck und ähnliche Weißmehlprodukte sind als denaturierte Kohlenhydrate für die gesunde Ernährung praktisch wertlos. Im Darm können sie zu Gärungsprozessen führen und die Darmflora schädigen. Daher meidet man diese Genußmittel grundsätzlich. Allenfalls aus besonderem Anlaß (z. B. bei einem Fest) kann man sie einmal mäßig verzehren und muß dann nicht gleich Gesundheitsschäden befürchten.

Auch andere Genußmittel, auf die man nicht ganz verzichten will, dürfen nur gelegentlich mäßig verwendet werden. Das gilt zum Beispiel für zucker-, koffein- oder chininhaltige Getränke, die Magen und Darm reizen können, sowie für Kaffee und Schwarztee, die ebenfalls nicht selten die Verdauung stören.

Strikt zu meiden ist Nikotin

Strikt zu meiden ist Nikotin, dessen zahlreiche Risiken nicht allein die Atemwege und das Herz-Kreislauf-System gefährden, sondern auch die Verdauungsfunktionen erheblich stören; unter anderem begünstigt Rauchen Magen- und Zwölffingerdarmgeschwüre.

Regelmäßiger Gebrauch von Genußmitteln widerspricht derem eigentlichen Zweck, einen besonderen Genuß zu vermitteln. Wenn man sich daran gewöhnt hat, kann man sie nicht mehr bewußt genießen. Daher darf es nie zur unkritischen Gewohnheit mit all ihren Folgen für die Gesundheit kommen. Unter dieser Voraussetzung sind die meisten Genußmittel tolerierbar, wenn auch nicht gesund. Aber man muß nicht strikt auf alles verzichten, um gesund zu bleiben, übertriebene Askese vergällt den meisten Menschen auch das Leben.

Man muß nicht strikt auf alles verzichten, um gesund zu bleiben

Weitere Maßnahmen zur Darmpflege

Vollwertige Gesundkost bildet die Grundlage der Darmpflege, überhaupt der gesamten Gesundheitsvorsorge. Darüber hinaus empfehlen sich noch Wasseranwendungen, Darmmassagen und regelmäßige Bewegung, die sich günstig auf die Darmfunktionen auswirkt. Diese Maßnahmen sollen die Vollwertkost abrunden.

Diese Maßnahmen sollen die Vollwertkost abrunden

Wasser innerlich und äußerlich

Die ausreichende Flüssigkeitszufuhr durch Wasser und andere Getränke ist nicht nur für die Harnausscheidung notwendig, sondern sorgt auch dafür, daß im Darm die Ballaststoffe aufquellen und der Stuhl nicht so stark eingedickt wird, daß er nur mit Mühe entleert werden kann. Zur gründlichen Darmreinigung, die aber nur gelegentlich durchgeführt werden darf, sind auch Einläufe oder Darmbäder angezeigt. Zusätzlich können einige allgemeine Wasseranwendungen die Darmfunktionen fördern.

Reichlich trinken zur Darmentgiftung

Tägliche Flüssigkeitszufuhr soll 2,5 l betragen

Die tägliche Flüssigkeitszufuhr soll durchschnittlich 2,5 l betragen, das hängt mit von der körperlichen Beanspruchung und den Wasserverlusten durch Schwitzen ab. Ein kleinerer Teil des Wassers entsteht bei der Verstoffwechselung der festen Nahrung, der Rest muß als Getränk zugeführt werden.

Täglich 7 – 8 Gläser Mineralwasser

Es empfiehlt sich, täglich 7 – 8 Gläser Mineralwasser zu trinken, das auch mit zur Mineralstoffversorgung beiträgt. Von den zahlreichen angebotenen Mineralwässern sind vor allem diejenigen geeignet, die wenig Kochsalz (Natrium und Chlorid) und kaum Nitrat enthalten. Kochsalz kann nämlich bei übermäßiger Zufuhr und persönlicher Empfindlichkeit Bluthochdruck fördern, Nitrat Krebskrankheiten vor allem des Magens fördern. Mehr als 10 – 20 mg Nitrat (möglichst weniger) sollten Mineralwässer nicht enthalten. Der natürliche Kochsalzgehalt schwankt erheblich; verbindliche Angaben dazu sind nicht möglich, weil es auch darauf ankommt, wieviel Salz die Nahrung enthält; grundsätzlich soll er aber so niedrig wie möglich sein.

Tägliche Kochsalzzufuhr nicht mehr als 5–6 g

Insgesamt soll die tägliche Kochsalzzufuhr mit Nahrung und Getränken nicht mehr als 5–6 g betragen. Kochsalzarme Mineralwässer sind zum Teil ausdrücklich als solche bezeichnet. Da sich die Zusammensetzung aus den Analysewerten auf dem Flaschenetikett ergibt, erübrigt es sich hier, einzelne Marken aufzuführen.

Ob man ein kohlensäurerecheres oder „stilles" Mineralwasser verwendet, hängt von der Verträglichkeit ab; wer zu Blähungen neigt, soll Kohlensäure vermeiden.

Die ersten beiden Gläser Mineralwasser trinkt man morgens gleich nach dem Aufstehen nüchtern, das regt die Darmentleerung an.

Obst- und Gemüsesäfte

Alkohol

Den restlichen Flüssigkeitsbedarf decken naturbelassene Obst- und Gemüsesäfte, ungesüßter Kräutertee, mäßig Kaffee oder Schwarztee. Ab und zu kann bei guter Verträglichkeit auch etwas Alkohol (Bier, Wein, aber keine harten Alkoholika) getrunken werden. Limonaden mit Koffein, Chinin, Zukker und anderen Zusätzen eignen sich nicht.

Einläufe – Darmbäder

Klistier

Der Einlauf *(Klistier)* darf nicht zu häufig durchgeführt werden, sonst schadet man der Darmschleimhaut und Darmflora. Hauptsächlich kommt er bei akuter Verstopfung, die allein durch Ballaststoffe nicht behoben werden kann, 1–2mal in Frage. Außerdem können zur gründlichen Darmreinigung im Verlauf einer Fasten- oder Saftfastenkur (siehe dort) mehrere Einläufe in Abständen von 2 Tagen angezeigt sein.

Für den Hausgebrauch eignet sich der Klistierballon aus Gummi am besten. Er wird mit 1/2–1 l handwarmem Wasser oder einer Klistierlösung aus der Apotheke gefüllt. Dann legt man sich mit angezogenen Knien auf eine Körperseite. Ein Helfer führt das eingefettete Einlaufrohr vorsichtig von hinten unten nach vorne oben in den Darm ein und entleert den Inhalt des Gummiballons durch Druck in den Darm. Dadurch kommt die Stuhlentleerung meist bald in Gang, verhärtete Kotmassen werden erweicht. Nicht erlaubt sind Einläufe bei

Hämorrhoiden, Afterrissen und anderen Enddarm-After-Erkrankungen.

Darmbad

Das *Darmbad* kann nur vom entsprechend eingerichteten Therapeuten durchgeführt werden, um den Darm besonders gründlich zu entschlacken. Meist wird es nur bei einer Kur in der Klinik oder im Sanatorium angewendet. Der Patient liegt dabei im entspannenden warmen Bad. Mittels einer speziellen Vorrichtung wird Wasser oder eine Arzneilösung in den Darm eingebracht und durch ein anderes Rohr, das den After umschließt, gleich wieder mit den gelösten Kot- und Schlackenmassen entfernt. Auch diese Anwendung soll nicht zu häufig erfolgen; in erster Linie kommt sie bei chronischer Darmträgheit mit Ansammlung großer Schlackenmengen im Darm in Frage, wenn eine rasche Entschlackung und Entgiftung angezeigt ist.

Allgemeine Wasseranwendungen

Auch äußerlich kann man Wasser anwenden, um die Darmfunktionen zu verbessern, den Stuhlgang anzuregen, Blähungen auszutreiben und indirekt auch die Darmflora zu pflegen. Die Wirkung der Wasseranwendungen beschränkt sich nicht auf den Bauchraum, sondern setzt sich in den gesamten Körper fort. Insbesondere die Durchblutung wird aktiviert, der Stoffwechsel gesteigert und das Nervensystem harmonisiert. Wegen dieser umfassenden Wirkung sind für den Hausgebrauch nur einfache Anwendungen erlaubt, die nicht zu stark belasten. Alle anderen muß der Fachmann verordnen, zum Teil können sie nur in einer entsprechend ausgerüsteten Badeanstalt durchgeführt werden.

Die folgenden Anwendungen eignen sich gut, um den Darm regelmäßig zu pflegen:

Leibauflagen

- *Leibauflagen* werden so auf den Bauch gelegt, daß sie vom Rippenbogen bis zur Mitte der Oberschenkel reichen. Ein Leintuch wird 2 – 6fach passend zusammengefaltet, in warmes Wasser getaucht, leicht ausgewrungen und aufgelegt. Darüber kommt ein trockenes Leintuch und als äußerer Abschluß ein trockenes Wolltuch; diese beiden Tücher legt man nicht nur auf, sondern führt sie ganz um den Körper herum. Leibauflagen können täglich für 1 – 2 Stunden angelegt werden; sie helfen vor allem bei Neigung zu Blähungen mit Krämpfen und krampfartiger Verstopfung.

Lendenwickel

- *Lendenwickel* reichen ebenso wie die Leibauflage vom Rippenbogen bis zur Mitte der Oberschenkel, wirken aber etwas stärker, weil auch das feuchte innere Leintuch ganz um den Körper herumgeführt, nicht nur aufgelegt wird. Zuerst legt man ein passendes Wolltuch auf das Bett, darauf das trockene Leintuch und obenauf das feuchte innere Leintuch; dann läßt man sich darauf nieder und führt die 3 Tücher einzeln um den Körper. Warme Lendenwickel helfen vor allem bei Blähungen, Krämpfen und spastischer Verstopfung, kalte fördern die Darmfunktionen allgemein. Die Anwendung kann täglich für 1 - 2 Stunden erfolgen.

Kurzwickel

- *Kurzwickel* reichen von den Achselhöhlen bis zu den Knien und wirken ähnlich wie Lendenwickel, aber wesentlich stärker, weil ein größeres Körpergebiet behandelt wird. Auf das Bett kommt zuerst die Wolldecke, darauf das trockene Leintuch und schließlich das feuchtwarme oder -kalte, leicht ausgewrungene Leintuch. Man legt sich darauf und wickelt die 3 Tücher einzeln um den Körper. Im allgemeinen genügt es, Kurzwickel 2 - 4mal wöchentlich für 1 - 2 Stunden anzulegen.

Oberaufschläger

- *Oberaufschläger* wirken milder als Kurzwickel, denn das feuchte Leintuch wird nur aufgelegt, aber stärker als Leibauflagen, weil das Behandlungsgebiet größer ist. Zunächst legt man ein Wolltuch auf das Bett, darauf das trockene Leintuch. Dann legt man sich darauf; das feuchtwarme oder -kalte, 2 - 6fach gefaltete und leicht ausgewrungene Leintuch wird so auf Brust und Bauch gelegt, daß es von den Achselhöhlen bis zu den Knien reicht. Die beiden trockenen Tücher führt man einzeln um den Körper herum. Die Wirkungen entsprechen denen beim Lendenwickel, die Anwendung erfolgt 3 - 5mal wöchentlich für 1 - 2 Stunden.

Sitzbäder

- *Sitzbäder* können in der häuslichen Badewanne oder in einer speziellen Sitzbadewanne durchgeführt werden. Sie strengen schon erheblich an und können bei Herz-Kreislauf-Beschwerden verboten sein. (Im Zweifel oder bei Schwindel, Herzbeschwerden und anderen unerwünschten Nebenwirkungen befragt man den Therapeuten.) Das Wasser wird so hoch eingefüllt, daß es die Oberschenkel bis zur Mitte bedeckt und am Rücken bis zur Höhe der Nieren reicht; Unterschenkel und Füße legt man auf den Rand der Badewanne, beim Gebrauch einer speziellen Sitzbadewanne stellt man die Füße davor auf einen Schemel.

Kalte Sitzbäder

- *Kalte Sitzbäder* stärken die Verdauungsorgane allgemein, regen die Stuhlentleerung an und fördern die Verdauungsfunktionen; sie werden 2-4mal wöchentlich je 5-20 Sekunden lang nur am gut durchwärmten Körper mit bekleidetem Oberkörper durchgeführt, danach erwärmt man den Körper rasch durch Gymnastik.

Warme Sitzbäder

- *Warme Sitzbäder* sind vor allem bei Darmkrämpfen und spastischer Verstopfung angezeigt. Der Oberkörper wird dazu entkleidet und mitsamt der Wanne in eine große Wolldecke gehüllt, damit keine Wärme entweicht. Die Wassertemperatur beträgt 30-39 Grad, das Bad dauert 15 Minuten und kann 2-4mal wöchentlich angewendet werden. Danach ruht man noch 1/2-1 Stunde im warmen Bett.

Bei Sitzbädern soll eine erfahrene Person in Rufweite bleiben, die bei Schwindel, Störungen des Bewußtseins und ähnlichen Komplikationen sofort eingreifen kann. Durch sofortige Unterbrechung des Bads und Bettruhe verschwinden solche Nebenwirkungen meist bald; vor der nächsten Anwendung muß aber der Therapeut befragt werden.

Weitere der über 100 verschiedenen Kneippschen Wasseranwendungen müssen hier nicht mehr angeführt werden. Sie kommen nur im Einzelfall nach Verordnung in Frage.

Darmmassage durch die Bauchdecken

Wirkung

Die Massage des Darms kann die Verdauungsfunktionen allgemein anregen, Verkrampfungen lösen, Blähungen austreiben und die Stuhlentleerung fördern. Außerdem werden dadurch die Bauchdecken gekräftigt und gestrafft, so daß sie den Bauchorganen festeren Halt geben.

Spezialmassagen des Darms bleiben dem Fachmann vorbehalten. Zur Selbsthilfe kann man die folgende einfache Massage durchführen:

Einfache Massage

Die flache Hand auf den rechten Unterbauch legen, unter mäßigem Druck nach oben zum Rippenbogen, von hier aus quer über den Leib nach links zum anderen Rippenbogen und abwärts zum linken Unterbauch streichen, so daß man eine kreisförmige Bewegung über den Bauch ausführt; das beeinflußt vor allem den Dickdarm günstig.

Wenn man dabei mit der Hand Verkrampfungen des Darms spürt, legt man die flache Hand darauf und übt eine wellenförmige Massage darüber aus, um die Verkrampfung zu lösen. Insgesamt soll der Bauch täglich 1 – 3mal mit je 20 – 30 kreisenden Massagen von außen behandelt werden, insbesondere morgens, um die Stuhlentleerung anzuregen.

Bauchkreisen

Gut eignet sich auch das „Bauchkreisen“, eine Yogaübung, bei der man die Darmmassage durch die Bauchmuskeln erreicht. Sie gelingt kaum auf Anhieb, sondern erfordert etwas Übung: *Bequem auf den Rücken legen und 5 – 10mal tief durchatmen, wobei sich der Bauch deutlich hebt und senkt; dabei auf die Empfindungen im Leib achten. Dann die Augen schließen und die Aufmerksamkeit auf die Nabelgegend richten, bis man sie bewußt wahrnimmt (bei gutem Vorstellungsvermögen kann man davon ein Bild vor dem inneren Auge entwickeln). Nun versucht man, die Bauchmuskeln nacheinander so anzuspannen und wieder zu lockern, daß eine kreisende, wogende Muskelbewegung rund um den Nabel herum erfolgt, zuerst 3 – 5mal nach rechts, dann 3 – 5mal nach links. Das kann schwer beschrieben werden, man muß es am eigenen Leib erfahren, dann gelingt es allmählich immer besser. Die Übung soll 2mal täglich durchgeführt werden, bevorzugt morgens gleich nach dem Erwachen, um die Darmentleerung anzuregen.*

Am besten kombiniert man die obige Übung mit anderen Yoga- und Entspannungsübungen, die seelisch-nervösen Funktionsstörungen der Verdauungsorgane vorbeugen (siehe auch seelische Hilfen für den Darm).

Bewegungstherapie für den Darm

Regelmäßige Bewegung ist unentbehrlich zur Erhaltung der Gesundheit und beeinflußt auch die Verdauungsorgane günstig. Neben dem allgemeinen Training sollen einige spezielle Übungen für den Darm absolviert werden, die seine Funktionen anregen und die Bauchmuskulatur kräftigen.

Das allgemeine Bewegungsprogramm

Körperliches Training wirkt vielfältig auf den gesamten Organismus

Körperliches Training wirkt vielfältig auf den gesamten Organismus. Die Leistungskraft und Ausdauer der Muskulatur nimmt zu, das Herz wird gestärkt, die Durchblutung verbessert, der Stoffwechsel und das Immunsystem angeregt. Diese wichtigsten allgemeinen Wirkungen beeinflussen indirekt auch die Verdauungsorgane günstig, insbesondere durch die bessere Durchblutung im Bauchraum. Allerdings darf man alle diese positiven Wirkungen nur dann erwarten, wenn man ein regelmäßiges Ausdauertraining durch Gymnastik, flottes Gehen, Joggen, Radfahren und Schwimmen absolviert. Gelegentliches Training und Sportarten, die eine kurze hohe Kraftentfaltung erfordern, nützen wenig und können durch Überforderung sogar schaden.

Im Rahmen dieses Buchs erübrigt es sich, das allgemeine Bewegungsprogramm ausführlich darzustellen. Dazu gibt es genügend spezielle Literatur, nach der man ein Trainingsprogramm zusammenstellen kann, wenn man nicht in einen Sportclub gehen will. Die folgenden Grundsätze des Trainings sollen verdeutlichen, worauf es dabei vor allem ankommt:

Grundsätze des Trainings

- Gymnastik wird täglich mindestens 2mal je 5 – 10 Minuten lang unter offenem Fenster betrieben; dabei sollen möglichst viele Muskeln und Gelenke beansprucht werden, deshalb gehören dazu unbedingt Bauch- und Rückenmuskelübungen sowie Übungen für die großen Schulter-, Ellbogen-, Hüft- und Kniegelenke. Im Tagesverlauf kann man zwischendurch immer wieder eine Übungspause einlegen, in der man durch kurze Gymnastik Fehl- und Zwangshaltungen bei der Arbeit ausgleicht.
- Sport wird zusätzlich mindestens 3 – 4mal wöchentlich bei jedem Wetter an der frischen Luft getrieben; für Anfänger genügen je 5 – 10 Minuten, später steigert man langsam auf mindestens 30 Minuten bei jedem Training. Wer keine Sportart im engeren Sinn bevorzugt, kann die Gesundheit allein durch flotte Spaziergänge (etwa 6 km/h) ausreichend fördern.
- Wer jenseits des 30. – 35. Lebensjahrs nach längerer Pause wieder mit dem Training beginnen will oder sich (unabhängig vom Alter) krank fühlt, muß das Programm mit dem

Therapeuten besprechen, weil dann nicht selten Vorsichtsmaßnahmen oder Einschränkungen zu beachten sind.

- Die Technik der Sportart muß gut beherrscht werden; man erlernt sie entweder nach der Fachliteratur oder (besser) unter Anleitung eines Trainers, um Schäden durch falsche Technik zu verhüten.
- Gymnastik und Sport dürfen nie überfordern, indem man sich zu Leistungen zwingt, die man noch nicht vollbringen kann; das Leistungsvermögen bessert sich erst allmählich durch regelmäßiges Training, dementsprechend wird die Belastung langsam gesteigert. Am einfachsten verhütet man gesundheitsschädliche Überanstrengung, indem man folgende Regel beachtet: Man soll beim Training nie so sehr außer Atem geraten, daß man sich nicht noch unterhalten könnte.
- Bewegung soll nicht verbissen allein zur Gesunderhaltung durchgeführt werden, sondern Spaß machen; gemeinsam mit anderen absolviert, fördert sie auch noch soziale Kontakte zur psychosozialen Gesundheitsvorsorge.

Wer diese einfachen Grundsätze beim allgemeinen Bewegungsprogramm befolgt, wird die günstigen Wirkungen auf die Gesundheit bald spüren und läuft nicht Gefahr, sich einen Sportschaden zuzuziehen.

Spezielle Übungen für den Darm

Die Darmfunktionen laufen unabhängig vom Verstand und Willen ab, können also nicht direkt bewußt beeinflußt werden. Das ist nur indirekt durch Bauchmuskelübungen möglich. Schon die allmähliche Kräftigung der Bauchmuskulatur durch regelmäßige Gymnastik fördert die Darmfunktionen, der durch die gestrafften Bauchdecken auch besseren Halt bekommt. Außerdem übt die Bauchmuskulatur bei jedem Training eine Art Massage auf den Darm aus, und auch die beim Üben verbesserte Durchblutung im Leib beeinflußt die Darmfunktionen günstig.

Die folgenden Übungsbeispiele zeigen, wie die Bauchmuskulatur besonders gut trainiert werden kann. In einem guten Gymnastikbuch findet man noch viel mehr spezielle Bauchübungen, so daß man das persönlich am besten zusagende

Programm zusammenstellen kann. Die Übungen werden jeden Tag zumindest morgens (regt auch den Stuhlgang an), besser 2mal täglich durchgeführt.

Übung 1

Flach auf den Boden legen, die Arme locker seitlich vom Körper, die Beine leicht gespreizt ausgestreckt. Tief in den Bauch einatmen, der sich dabei vorwölbt, dann tief ausatmen, wobei der Bauch wieder einsinkt und der Oberkörper ohne Hilfe der Hände leicht angehoben wird, insgesamt 10mal.

Übung 2

Auf den Boden setzen, die Arme seitlich locker herabhängend, die Beine angewinkelt und die Fußsohlen fest auf dem Boden. Tief in den Bauch einatmen, dabei den Rumpf vorbeugen, so daß die Stirn möglichst (gelingt anfangs nicht immer) die Knie berührt, und mit den Armen wie beim Rudern seitlich weit ausholen. In dieser Stellung kurz bleiben und den Atem anhalten, dann den Rumpf wieder aufrichten, tief ausatmen und die Arme an den Körper heranführen, insgesamt 10mal.

Übung 3

Auf den Boden setzen, mit den Handflächen seitlich hinter dem Gesäß abstützen, die Beine angewinkelt. Die Arme seitlich waagrecht ausstrecken, beide Füße leicht anheben und gleichzeitig nach vorne oben ausstrecken; kurz in dieser Stellung bleiben, dann die Beine wieder anwinkeln und die Hände seitlich auf den Boden legen, insgesamt 10mal.

Diese 3 Beispiele mögen genügen, um die Art der Übungen für die Bauchmuskulatur aufzuzeigen. Zusammen mit der Darmmassage tragen sie viel mit zur Darmpflege bei, die Straffung der Bauchdecken beugt außerdem übermäßigen Fetteinlagerungen im Bauch vor.

Vom Umgang mit Arzneimitteln

Abführmittel und Antibiotika sind die häufigsten medikamentösen Ursachen für Darm- und Darmfloraschäden. Während Antibiotika bei manchen Krankheiten aber lebensrettend wirken, sind Abführmittel meist überflüssig. Auch einige andere Medikamente können zu Darmschäden führen. Am besten beugt man diesen Risiken vor, indem man zur Selbsthilfe nur natürliche Heilmittel verwendet, andere strikt nach Verordnung bei Bedarf.

Nie mehr Abführmittel

Abführende Arzneimittel schaden dem Darm und seiner Keimbesiedlung immer

Abführende Arzneimittel gleich welcher Art schaden dem Darm und seiner Keimbesiedlung immer, wenn auch unterschiedlich stark. Das gilt insbesondere bei längerer regelmäßiger Einnahme gegen chronische Darmträgheit; sie macht allmählich eine Erhöhung der Dosis notwendig, damit man überhaupt noch eine abführende Wirkung erzielt, und endet schließlich mit der paradoxen „Abführmittelverstopfung", bei der auch hohe Dosen keine Darmentleerung mehr erzwingen können.

Bitter- und Glaubersalze

Relativ gut verträglich sind noch die abführenden Bitter- und Glaubersalze. Sie ziehen Wasser aus den Geweben, das vom Stuhl aufgenommen wird. Dadurch bleibt er weicher, und das Volumen nimmt zu, so daß ein mechanischer Reiz zur Entleerung auf die Darmwand erfolgt. Zu häufig dürfen aber auch diese Salze nicht eingenommen werden.

Die Mehrzahl der Abführmittel enthält pflanzliche oder chemische Stoffe

Die Mehrzahl der Abführmittel enthält pflanzliche oder chemische Stoffe, vor allem Faulbaumrinde, Rizinusöl, Sennesblätter oder Phenolphthalein. Diese Substanzen reizen die Darmwand und beschleunigen die Darmbewegungen, der Stuhlgang wird also künstlich erzwungen. Das kann zu Koliken führen, bei längerem Gebrauch zur chronischen Entzündung der Darmschleimhaut, Schäden an der Darmflora und übermäßigem Verlust an Salzen und Flüssigkeit, der unter Umständen akut lebensgefährlich wird.

Stuhlgleitmittel auf Basis von Mineralöl

Weniger gebräuchlich sind heute die Stuhlgleitmittel auf der Basis von Mineralöl (meist Paraffinöl), die den Transport Richtung After beschleunigen. Bei längerer Anwendung wird dadurch vor allem die Aufnahme der fettlöslichen Vitamine A und D behindert. Ungereinigte Mineralöle dürfen niemals verwendet werden, sie enthalten mehrere krebserregende Stoffe.

Ballaststoffe und Bewegung machen Abführmittel im allgemeinen überflüssig

Ausreichend Ballaststoffe und Bewegung machen Abführmittel im allgemeinen überflüssig. Wenn die Verstopfung durch eine Krankheit entsteht, muß diese gezielt behandelt werden, Abführmittel helfen nicht weiter. Bei akuter Verstopfung kann die einmalige Einnahme von Abführmitteln zwar das kleinere Übel sein, aber das muß die Ausnahme bleiben. Nach längerem Abführmittelmißbrauch kann die Entwöhnung davon nur nach fachmännischer Anweisung durchgeführt werden; es dauert ungefähr 4 Wochen, ehe der Darm wieder normal funktioniert.

Antibiotika nur im Notfall

Antibiotika hemmen Bakterien oder töten sie ab

Die Antibiotika hemmen Bakterien oder töten sie ab. Dabei unterscheiden sie nicht zwischen schädlichen Krankheitserregern und nützlichen Darmkeimen. Deshalb muß man nach einer Antibiotikabehandlung meist davon ausgehen, daß die Darmflora mehr oder minder stark geschädigt ist.

Diese unerwünschte Nebenwirkung der Antibiotika muß bei ernsteren bakteriellen Infektionen in Kauf genommen werden, um die Erkrankung rasch zu heilen und vielleicht lebensbedrohliche Komplikationen zu verhüten. Anschließend soll dann aber die Darmflora wieder durch geeignete Medikamente rasch „aufgeforstet" werden.

Früher wurden Antibiotika, die alle unter Rezeptpflicht stehen, recht unkritisch auch bei leichteren Erkrankungen oder gar gegen Virusinfektionen verordnet, die darauf nicht ansprechen. Das störte nicht nur die Darmflora, sondern begünstigte auch die Entwicklung resistenter Keime, die gegen viele Antibiotika unempfindlich geworden sind. Inzwischen ist man etwas zurückhaltender bei der Verordnung von Antibiotika geworden, aber noch immer werden sie zu häufig unnötig verschrieben. Die anschließende Wiederherstellung der gesunden Darmflora wird oft schlicht „vergessen". Dann bleibt dem Patienten nur die Selbsthilfe.

Antibiotika werden zu häufig unnötig verschrieben

Andere darmschädliche Medikamente

Es gibt noch zahlreiche andere Arzneimittel, die dem Darm schaden, die Stuhlentleerung verändern und die Darmflora stören können. Es ist unmöglich, sie hier alle aufzuführen. Auskunft über mögliche Nebenwirkungen auf den Darm gibt der Beipackzettel, außerdem kann man den Therapeuten oder Apotheker danach fragen. Erwähnt werden sollen nur noch Schmerzmittel mit Acetylsalizylsäure und ähnlichen Wirkstoffen sowie die Beruhigungs- und Schlafmittel, weil sie besonders oft in eigener Verantwortung verabreicht werden.

Schmerzmittel führen oft zu Magen-Darm-Reizungen

Schmerzmittel führen oft zu Magen-Darm-Reizungen, manchmal sogar zu Blutungen, die beruhigenden Medikamente zur Stuhlverstopfung. Aber selbst so scheinbar „harmlose“ Mittel wie Vitamin C und Magnesium können zum Beispiel Durchfall verursachen.

Beim Verdacht auf unerwünschte Nebenwirkungen muß das Arzneimittel abgesetzt werden, sofern es sich nicht offensichtlich um eine harmlose Begleiterscheinung handelt. Falls das Medikament zu wichtig ist, um gefahrlos darauf verzichten zu können (z. B. Herzmittel oder Antibiotika), darf man die Einnahme nicht eigenmächtig unterbrechen, sondern zieht sofort den verordnenden Therapeuten zu.

Seelische Hilfen für den Darm

Der Darm reagiert oft sehr empfindlich auf seelisch-nervöse Belastungen

Der Darm reagiert oft sehr empfindlich auf seelisch-nervöse Belastungen. Chronische spastische Verstopfung oder häufiger Durchfall, schmerzhafte Koliken und Geschwüre am Zwölffingerdarm gehören zu den häufigsten psychosomatischen Darmstörungen. Indirekt wird dadurch auch die Darmflora in Mitleidenschaft gezogen.

Die Unterscheidung zwischen psychosomatischen und organischen Darmstörungen, die für die gezielte Therapie unentbehrlich ist, kann nur der Fachmann nach gründlicher Untersuchung treffen. Ein Verdacht auf seelische Faktoren besteht vor allem, wenn die Beschwerden auf die ansonsten bewährte Heilmittel kaum ansprechen.

Manche psychosomatische Symptome sind so tief in der Persönlichkeit verwurzelt, daß nur fachmännische Psychotherapie helfen kann. Oft treten die Funktionsstörungen des Darms aber als Reaktion auf die aktuelle Lebenssituation auf; insbesondere Streß, Hektik und Reizüberflutung des modernen Alltags können zu erheblichen Beschwerden führen, die manchmal schlimmer als bei einer organischen Krankheit sind. Auf die leichte Schulter darf man die „nur" funktionellen Störungen nicht nehmen, denn im Lauf der Zeit können sich daraus organische Darmkrankheiten entwickeln.

Reaktion auf die aktuelle Lebenssituation

Entspannungstherapie mit positiver Selbstbeeinflussung

Gut hilft meist die Entspannungstherapie mit positiver Selbstbeeinflussung. Dadurch wird das überlastete vegetative Nervensystem im Lauf der Zeit wieder harmonisiert, damit verschwinden dann auch die psychosomatischen Darmbeschwerden. Allerdings dauert das oft einige Zeit, in der man regelmäßig mindestens 2mal am Tag Entspannungsübungen durchführen muß. Auch nach der Beseitigung der funktionellen Störungen empfiehlt sich regelmäßiges, am besten lebenslanges Entspannungstraining, um erneuten psychosomatischen Beschwerden vorzubeugen.

Verschiedene Entspannungstechniken

Es gibt verschiedene Entspannungstechniken, angefangen beim autogenen Training nach Professor J. H. Schultz über die progressive Muskelrelaxation bis hin zu Yoga und anderen asiatischen Meditationstechniken. Ehe man sich für eine entscheidet, sollte man sich durch einschlägige Literatur über die verschiedenen Methoden informieren, vielleicht auch mit dem Therapeuten darüber sprechen, und dann die Technik auswählen, die persönlich am besten zusagt. Diese erlernt man dann möglichst unter fachlicher Anleitung im Einzel- oder Gruppenkurs beim Therapeuten oder bei einer anderen Institution, zum Beispiel an der Volkshochschule oder bei einem von der Krankenkasse angebotenen Kurs. Nur wenn dazu wirklich keine Gelegenheit besteht, ist es immer noch besser, die Entspannung selbständig nach einem Buch zu erlernen, als überhaupt keine Übungen durchzuführen.

Die Darmflora kann durch Entspannung nicht direkt beeinflußt werden

Die Darmflora kann durch Entspannung natürlch nicht direkt beeinflußt werden. Aber wenn sich dadurch die Darm- und anderen Verdauungsfunktionen allmählich normalisieren, schafft das doch günstige Voraussetzungen für eine gesunde Keimbesiedlung.

Selbsthilfe bei Dysbiose und anderen Darmstörungen

Wenn sich aus dem Test (siehe Seite 48) Hinweise auf eine leichtere Störung des Darms und seiner Keimbesiedlung ergeben, kann versuchsweise eine Selbstbehandlung eingeleitet werden. Sie besteht hauptsächlich aus verschiedenen Diätkuren, ergänzt durch Milchzucker und Milchsäure, andere Naturheilmittel, bei Bedarf auch zusätzlich Stärkung der körpereigenen Abwehrkräfte.

Möglichkeiten und Grenzen der Selbsthilfe

Selbstbehandlung ist immer mit einigen Risiken verbunden

Die Selbstbehandlung ist immer mit einigen Risiken verbunden. Sie ergeben sich vornehmlich aus der unsicheren Selbstdiagnose und falschen Heilmitteln. Trotzdem darf man die Gefahren der Selbsthilfe nicht überbewerten. Die Erfahrung lehrt, daß viele Menschen instinktiv recht genau wissen, was ihnen fehlt, und auch die notwendigen Heilmittel richtig einsetzen. Immerhin schätzt man aber, daß bei ungefähr 5 % aller Patienten, die sich selbst behandeln, keine Wirkung oder sogar eine Verschlimmerung eintritt. Dieses Risiko kann deutlich verringert werden, wenn Sie die Empfehlungen dieses Buchs genau befolgen und die nachstehenden Vorsichtsmaßnahmen strikt beachten:

Vorsichtsmaßnahmen

- Selbsthilfe ist nur dann erlaubt, wenn es sich offensichtlich um keine ernstere Erkrankung handelt, die sofort fachmännisch behandelt werden muß; das erkennt man vor allem daran, wie schwer die Symptome auftreten und wie stark das Allgemeinbefinden in Mitleidenschaft gezogen wird.
- Chronische oder häufig wiederkehrende Beschwerden erfordern auch dann fachmännische Hilfe, wenn sie nicht stärker auftreten; man darf sie nie auf die leichte Schulter nehmen und sich daran gewöhnen, weil dahinter eine ernste Krankheit stehen kann, die sich schleichend verschlimmert.
- Wenn die Selbstbehandlung nicht innerhalb weniger Tage zur deutlichen Besserung und spätestens nach 10–14 Tagen zur völligen Heilung führt, war die Selbstdiagnose und/oder Therapie falsch; dann darf man nicht zögern, den Fachmann zuzuziehen.
- Als oberster Grundsatz gilt bei allen Gesundheitsstörungen: Besser sucht man einmal wegen einer unklaren Erkrankung unnötig den Fachmann auf, als eine vielleicht ernste Krankheit durch falsche Selbstbehandlung unnötig zu verschleppen.

Unter diesen Voraussetzungen ist bei Darm- und Darmflorastörungen ein Versuch mit der Selbsthilfe ohne übermäßige Risiken möglich und wird oft bald zum Erfolg führen.

Diätkuren für den Hausgebrauch

Diätkuren sollen den Darm entlasten

Diätkuren stehen im Mittelpunkt der Selbsthilfe für den Darm und seine Flora. Sie sollen den Darm entlasten, ein günstiges Milieu für die nützlichen Darmkeime schaffen, für die gründliche Entgiftung und Anregung des Immunsystems sorgen. Heilfasten mit anschließender Rohkost- oder Sauerkrautkur hat sich dazu am besten bewährt.

Kurzes Heilfasten

„Messer der inneren Medizin"

Durch Heilfasten, das man wegen seiner tiefgreifenden Wirkung auch als das „Messer der inneren Medizin" bezeichnet, erzielt man bei vielen Darmstörungen gute Erfolge. Es wirkt allgemein umstimmend, entlastet Verdauungsorgane und Stoffwechsel, regt die Gift- und Schlackenausscheidung und die Abwehrfunktionen kräftig an. Für den Hausgebrauch kommen nur kurze Fastenkuren oder regelmäßige Fastenschalttage in Frage, längere Kuren erfordern fachmännische Überwachung am besten im Sanatorium oder in der Klinik.

Strenge Nulldiät

Beim strengen Fasten, heute auch als Nulldiät bezeichnet, verzichtet man auf jede feste oder flüssige Nahrung. Erlaubt sind nur 2 - 2,5 l kochsalz-, kohlensäure- und nitratarmes Mineralwasser über den Tag verteilt, das Schlacken und Gifte ausschwemmt, sowie 3 - 6 Tassen Kräutertee (für den Darm eignen sich zum Beispiel Kamille und Pfefferminze gut) ohne Zucker, allenfalls mit 1/2 Teelöffel Honig pro Tasse. Wenn man nicht ganz streng fasten will, kann man mittags und abends auch noch je 1 Teller klare Gemüsebrühe ohne Salz zu sich nehmen.

Die häusliche Fastenkur soll 4 - 5 Tage dauern und möglichst mit dem Therapeuten abgestimmt werden. Am Tag vor der Kur steht der Vorfastentag, an dem man die gewohnte Kost deutlich einschränkt; tierische Nahrungsmittel sind verboten, hauptsächlich verzehrt man Rohkost, Müsli, Obst-, Gemüsesäfte und trinkt reichlich Mineralwasser.

Vorfastentag

Dann beginnt die eigentliche Kur mit Mineralwasser und Kräutertee. Das anfängliche Hungergefühl läßt erfahrungsgemäß nach 2 - 3 Tagen nach. Jeden 2. Tag führt man eine gründliche Darmreinigung mit Glaubersalzlösung oder Einläufen durch.

Darmreinigung mit Glaubersalzlösung

Die Fastentage müssen nicht passiv verbracht werden, denn man fühlt sich dadurch nicht geschwächt. Man kann sogar der gewohnten Arbeit nachgehen; besser ist es aber, für die Kur Urlaub zu nehmen, um seelisch-geistig Abstand zum Alltag zu gewinnen. Ausreichend Bewegung an der frischen Luft, Entspannungsübungen, viel Schlaf sowie die Pflege von Hobbys füllen die Fastentage sinnvoll aus.

Fastenbrechen

Am Ende der Kur folgt das Fastenbrechen, das 2 Tage dauert. Am 1. Tag nimmt man nur leichte pflanzliche Kost, abends auch etwas magere gesäuerte Milchprodukte zu sich, am 2. Tag dann etwas mehr pflanzliche Nahrung, Müsli, Knäckebrot und gesäuerte Milchprodukte. Erst am 3. Tag stellt man auf Vollwertkost um, die von nun an alle früheren Ernährungsfehler vermeiden muß, damit es nicht bald zu Rückfällen kommt.

Bei Bedarf können solche kurzen Fastenkuren regelmäßig zur Vorsorge (z. B. im Frühjahr und Herbst) durchgeführt werden. Wenn nicht der Therapeut genaue Anweisungen zum Ablauf der Kur gibt, besorgt man sich dazu ein ausführliches Buch, in dem das Fasten ausführlich beschrieben wird.*

Regelmäßige Fastenschalttage

Es nützt der Gesundheit wenig, wenn man ab und zu einmal einen Tag lang fastet, um die „Sünden" der Ernährungs- und Lebensweise auszugleichen. An nur einem Tag ist es unmöglich, eine richtige Wirkung zu erzielen, und wenn man später doch einmal eine längere Fastenkur durchführen will, wird das Ergebnis unter Umständen durch das vorherige Gelegenheitsfasten beeinträchtigt. Lediglich bei akuten Darmbeschwerden ist der völlige Nahrungsverzicht für 1 - 2 Tage sinnvoll, auch wenn man sonst nie fastet, um den erkrankten Darm zu entlasten.

Anders verhält es sich, wenn man die Fastenschalttage in regelmäßigen Abständen (z. B. jede Woche oder alle 2 - 3 Wochen) einschiebt, weil man keine längere Fastenkur durchführen will. Dann erreicht man im Lauf der Zeit durchaus eine gute Wirkung, die aber schwächer als bei der längeren Fastenkur bleibt.

Wirkung ist schwächer als bei der längeren Fastenkur

Ablauf

Am besten wählt man für regelmäßige Fastenschalttage das freie Wochenende, fastet also 2 Tage lang. Am Tag zuvor soll die Ernährung deutlich eingeschränkt und keine tierische

* Dazu empfehlen wir „Das heilende Fasten - So stärken Sie Ihr Wohlbefinden" von Dres. Otto und Andreas Buchinger, erschienen im Dr. Werner Jopp Verlag, Wiesbaden.

Nahrung mehr verzehrt werden. Die 2 Fastentage verlaufen wie bei der längeren Fastenkur, am 2. Tag soll der Darm gründlich gereinigt werden. Am Tag nach dem Fasten hlt man zum Fastenbrechen noch eine leichte Diät ohne tierische Nahrung ein, erst am Tag danach kehrt man zur Vollwertkost zurück. Fastenschalttage können längere Zeit wiederholt werden, bis sich alle Beschwerden deutlich dauerhaft gebessert haben oder geheilt wurden.

Fasten mit Säften

Saftfasten eignet sich besser für den Hausgebrauch

Saftfasten wirkt milder als strenge Nulldiät, eignet sich aber besser für den Hausgebrauch und genügt in vielen Fällen. Die Säfte bieten auch noch den Vorteil, daß sie den Körper mit Vitalstoffen überschwemmen und die bei Darmleiden häufig bestehenden Mangelzustände bald bessern. Nicht erlaubt ist Saftfasten bei Zuckerkrankheit, anderen Stoffwechselstörungen und manchen Magenleiden (z. B. Geschwüren); man sollte vorher die Zustimmung des Therapeuten einholen.

Ablauf

Neben 2 l Mineralwasser und 3 - 4 Tassen Kräutertee nimmt man beim Saftfasten täglich je 300 g Obst- und Gemüsesaft und 150 g Kräutersaft in 3 - 5 Portionen über den Tag verteilt ein. Als Gemüsesaft eignet sich bei Darmleiden besonders Sauerkrautsaft gut, als Kräutersaft zum Beispiel Knoblauchsaft mit natürlich antibiotischer Wirkung auf schädliche Keime im Darm.

Am besten kauft man die Säfte fertig im Reformhaus, kann sie aber auch selbst portionsweise frisch herstellen. Nach Geschmack können sie miteinander gemischt werden. Die Einnahme erfolgt in kleinen Schlucken, jeder Schluck wird wie guter Wein im Mund „gekaut".

Der Vorfastentag und die beiden Tage des Fastenbrechens laufen wie bei der Nulldiät ab. Gefastet wird 5 - 7 Tage lang, jeden 2. Tag reinigt man den Darm gründlich. Ansonsten gilt für das Saftfasten, was schon bei der Nulldiät gesagt wurde. Wiederholungen der Saftfastenkur sind bei Bedarf regelmäßig zur Vorsorge möglich.

Rohkost- und Sauerkrautkuren

Rohkost kann als Heilmittel verwendet werden

Rohkost als „lebendige" Nahrung gehört nicht nur zur vorbeugenden Darmpflege, sondern kann auch als Heilmittel zur Therapie verwendet werden. Dazu gibt es verschiedene Möglichkeiten, abhängig davon, wie stark die Darmfunktionen gestört sind.

5 - 7 Tage lang

Rohkostfasten wird sinngemäß wie Saftfasten 5 - 7 Tage lang durchgeführt. Man ernährt sich dabei ausschließlich von frischem Obst, Salaten und rohem Gemüse. Insgesamt verzehrt man während der Kur täglich 500 - 800 g Rohkost in 3 - 5 Portionen. Wichtig ist dabei besonders das gründliche Kauen. Zusätzlich gibt es wie bei den anderen Fastenkuren reichlich Flüssigkeit. Im Vergleich zur Saftkur enthält Rohkost ausreichend Ballaststoffe zur Stuhlanregung; trotzdem soll der Darm jeden 2. Tag gründlich gereinigt werden. Der Vorfastentag und das Fastenbrechen entsprechen dem Verhalten bei Nulldiät.

Eine mildere Wirkung erzielt man, wenn man nur eine Mahlzeit - am besten das Abendessen - durch Rohkost ersetzt. Dann soll die Kur aber 2 - 4 Wochen dauern. Die übrigen Mahlzeiten müssen den Grundsätzen der Vollwertkost entsprechen, am besten ernährt man sich vegetarisch.

Sauerkraut

Sauerkraut kann alle Fastenkuren für den Darm ergänzen. Dabei ist besonders sein Milchsäuregehalt hervorzuheben, der im Darm ein günstiges Milieu für die nützlichen Darmkeime schafft.

Empfehlenswert ist es, zunächst eine Fastenkur durchzuführen, anschließend dann längere Zeit Sauerkraut zu verwenden, das man im Reformhaus in guter Qualität erhält. Sauerkrautsaft eignet sich ebenfalls, enthält aber kaum Ballaststoffe.

Sauerkrautkur

Zur einfachsten Kur gibt man täglich 4 Gabeln Sauerkraut zusätzlich zur Ernährung über mehrere Wochen, bis sich die Darmfunktionen normalisiert haben. Danach verzehrt man dann täglich ständig 2 - 3 Gabeln Sauerkraut zur Vorbeugung. Bei gesundem Darm treten nur wenige Blähungen auf, die durch Zugabe von Kümmel gemildert werden.

Wirksamer ist die Sauerkrautkur, wenn man mehrere Wochen lang das Abendessen ausfallen läßt und nur 6 Gabeln Sauerkraut mit anderer Rohkost ißt.

Erhitzen sollte man Sauerkraut nie, dabei büßt es an Wert ein (insbesondere an hitzeempfindlichem Vitamin C).

Schroth- und Mayrkur

Wirken umstimmend auf den gesamten Organismus

Diese beiden Kuren wirken gut umstimmend auf den gesamten Organismus und helfen auch, die Darmfunktionen und Darmflora zu normalisieren. Die großen Originalkuren werden am besten im Sanatorium oder in der Klinik, ausnahmsweise unter ständiger fachmännischer Kontrolle auch ambulant durchgeführt. Für den Hausgebrauch kommen nur die vereinfachten kleinen Kuren in Frage, die ebenfalls mit dem Therapeuten abgesprochen werden sollten. Auch damit erreicht man eine gute Wirkung.

Schrothkur

Der Laientherapeut Johann Schroth entwickelte diese Kur, die in vereinfachter Form bis zu 7 Wochen lang (möglichst nach Rücksprache mit dem Fachmann) zu Hause durchgeführt werden kann. Sie besteht aus der 3wöchigen Vorkur und der 4wöchigen Hauptkur. Während der Vorkur ernährt man sich wie folgt:

Vorkur

- Frühstück und Abendessen: altbackene Semmeln, die wie bei der Mayrkur, aber ohne Milch verzehrt werden, außerdem Gersten- und Haferschleim mit etwas Zitronensaft.
- Mittagessen: ebenfalls altbackene Semmeln mit Gersten-, Hafer- oder Reisbrei.

In der 1. Vorkurwoche trinkt man noch beliebig viel. Ab der 2. Woche schränkt man die tägliche Flüssigkeitszufuhr auf 1 Glas leichten Landwein ein, der mit 1–2 Glas Wasser gestreckt wird; man nimmt ihn teelöffelweise ab 4 Stunden nach dem Mittagessen bis zum Abend ein. In der 3. Woche gibt es nur noch 1/2 Glas Wein, das mit 1/2 Glas Wasser verdünnt und wie in der 2. Woche eingenommen wird. Kalte Leibauflagen oder Lendenwickel über Nacht ergänzen die Vorkur.

Während der Hauptkur hält man folgende Ernährungsweise ein:

Hauptkur

- Montag: altbackene Semmeln und Backpflaumen, keine Getränke.

- Dienstag: morgens und abends altbackene Semmeln wie montags; mittags Grieß-, Hafer-, Reisbrei, Nudeln, Graupen- oder Sagosuppe, ab 16 Uhr bis zum Abend in kleinen Schlucken 1 Glas angewärmter Landwein.
- Mittwoch: wie am Montag.
- Donnerstag: morgens und abends altbackene Semmeln und Backpflaumen, morgens dazu in kleinen Schlucken 1 Glas Rotwein; mittags Grieß-, Graupensuppe, Grieß-, Hafer-, Reisbrei oder Haferschleim mit altbackenen Semmeln und Pflaumenkompott, ab 16 Uhr bis zum Abend in kleinen Schlucken 1 Glas angewärmter Landwein.
- Freitag: wie am Montag.
- Samstag: wie am Dienstag.
- Sonntag: wie am Donnerstag.

Diesen Plan hält man während der 4wöchigen Hauptkur ein. Über Nacht werden kalte Leibauflagen oder Lendenwickel angelegt.

Beendet wird die Kur mit folgendem Ernährungsplan:

Ende der Kur

- 1. Tag: zum Frühstück altbackene Semmeln mit 1 Tasse Kakao; zum Mittagessen in entfetteter Fleischbrühe gekochte Gerste, Grieß oder Reis; abends wie beim Frühstück, aber kein Kakao.
- 2.–7. Tag: Frühstück und Abendessen wie am 1. Tag; mittags Obst und Gemüse (teils roh), Gerste, Grieß oder Reis wie am 1. Tag, mäßig mageres Fleisch und Geflügel, ab 3 Stunden nach dem Mittagessen bis abends 1/2 l Landwein in kleinen Schlucken.

Über Nacht werden auch in diesen 7 Tagen kalte Leib- oder Lendenwickel angelegt. Bei Bedarf kann die Kur nach der 7tägigen Unterbrechung wiederholt werden, wenn der Therapeut zustimmt.

Mayrkur

Semmeln mit Milch

Die auch als „Semmelkur" bekannte Diät wurde von Dr. Franz Xaver Mayr begründet und ist einfach durchzuführen: Während der Kur gibt es nur altbackene Semmeln mit Milch, besser Sauermilch, außerdem wird frisch ausgepreßter Orangensaft und viel Mineralwasser getrunken, abends 1–2 Tassen ungesüßter Kräutertee. Es kommt nicht darauf an, wie viele Semmeln man verzehrt, wichtig ist, daß sie genau nach Vorschrift von Dr. Mayr wie folgt gegessen werden: 1 Bissen Semmel gut kauen und einspeicheln, bis er sich halb verflüssigt hat, dann 1 Teelöffel Sauermilch dazu in den Mund nehmen und gut mit den Semmelbissen vermischen, erst dann wird geschluckt.

Darmmassage und Darmreinigung

Ergänzt wird die Kur durch die Darmmassage (siehe dort) und gründliche Darmreinigung mit Glaubersalz jeden 2. Tag. In eigener Verantwortung soll die Mayrkur nicht länger als 10 Tage durchgeführt werden, der Therapeut kann auch längere Kuren verordnen.

Andere Heilverfahren zur Ergänzung

Gut bewährt hat es sich, die Diätkuren durch Milchzucker oder Milchsäure zu ergänzen, die vor allem die Darmflora günstig beeinflussen. Zusätzlich können pflanzliche, homöopathische und immunsteigernde Naturheilmittel angewendet werden. Auch ein Versuch mit Hayscher Trennkost kommt in Frage, insbesondere dann, wenn die Beschwerden schon länger bestehen und vorwiegend auf die Ernährungsweise zurückzuführen sind.

Milchzucker – „Futter" für die Darmflora

Milchzucker wird aus Molke gewonnen

Der Milchzucker (Laktose), ein kristallines weißes Pulver, wird aus der Molke gewonnen, die bei der Käseherstellung anfällt. Aus 36,5 kg Molke stellt man 1 kg Milchzucker her, der wie Haushaltszucker in Speisen und Getränken verwendet werden kann, aber viel weniger als der übliche Zucker süßt.

Laktose hilft, die Darmflora wieder aufzubauen

Weiter vorne erklärten wir bereits, daß Zucker die Darmflora schädigen kann. Das gilt jedoch nicht für Laktose, die im Gegenteil sogar dabei hilft, die Darmflora wieder aufzubauen. Sie tritt nämlich nicht innerhalb weniger Minuten ins Blut über wie Haushaltszucker, sondern wird nur langsam durch die Darmwand aufgenommen (deshalb kommt es auch nicht zu unerwünschten stärkeren Blutzuckerschwankungen). Ein Teil des Milchzuckers gelangt unverdaut in den Dickdarm, wo er von den Darmbakterien als „Futter“ verwendet und in Milchsäure umgewandelt wird, die ein günstiges Milieu für die Darmflora schafft und auf natürliche Weise für geregelte Verdauung sorgt. Der übrige Milchzucker dient dem Körper als Energielieferant, wird zum Aufbau wichtiger Stoffe im Gehirn, für die Produktion von Abwehrstoffen sowie für das Bindegewebe und die Nervenfunktionen verwendet. Überdies begünstigt Milchzucker die Aufnahme von Kalzium.

Therapie

Zur Therapie von Darm- und Darmfloraschäden gibt man täglich 3-4 Eßlöffel Milchzucker kurmäßig, bis alle Beschwerden verschwunden sind. Danach kann er vorsorglich weiterhin zur Darmpflege eingenommen werden, das beugt Darmträgheit und erneuter Störung der Darmflora meist zuverlässig vor. Besonders empfehlenswert ist die Kombination von Milchzucker mit Leinsamen, der ebenfalls den regelmäßigen Stuhlgang fördert und durch seinen Schleimgehalt die Darmschleimhaut mit einem Schutzfilm überzieht.

Normalerweise wird Milchzucker auch bei Dauergebrauch gut vertragen, lediglich bei Laktoseunverträglichkeit mit Darmbeschwerden muß darauf verzichtet werden. Zuckerkranke befragen vor der Anwendung ihren Therapeuten, je 12 g Milchzucker sind bei ihnen mit 1 Broteinheit anrechnungspflichtig.

Milchsäure – gesäuerte Milchprodukte

Die Milchsäure, eine der stärkeren organischen Säuren, kommt in 3 Formen vor, je nachdem, wie sie polarisiertes Licht aufgrund ihrer chemischen Struktur dreht. Danach unterscheidet man die rechtsdrehende L(+)-Milchsäure, die linksdrehende D(–)-Milchsäure und das zu gleichen Teilen aus rechts- und linksdrehender Milchsäure bestehende Razemat.

In der Natur findet man zwar alle 3 Formen, aber nur die rechtsdrehende ist therapeutisch nützlich, während das Razemat inaktiv bleibt und die linksdrehende Form nur unter krankhaften Bedingungen gebildet wird.

L(+)-Milchsäure

L(+)-Milchsäure wirkt bei verschiedenen Körperfunktionen mit. Insbesondere die Zellatmung und der Kohlenhydratabbau im Zellstoffwechsel werden dadurch entscheidend mitbeeinflußt, die Energieversorgung und Durchblutung des Herzmuskels verbessert, der Säureschutzmantel der Haut aufrechterhalten, und im Verdauungskanal entsteht ein günstiges Milieu für die nützlichen Darmkeime. Vor allem Fäulnisprozesse im Darm, Krankheitserreger und Pilze, die zu Darmfloraschäden, Durchfall oder Darmträgheit führen, lassen sich dadurch gut beeinflussen, gleichzeitig heilen oft auch bestehende Zahnfleischentzündungen aus.

Sanoghurt

Bei leichteren Darm- und Darmfloraschäden genügt die Zufuhr von Milchsäure durch gesäuerte Milchprodukte, vor allem Sanoghurt aus dem Reformhaus, aber auch andere Produkte mit L(+)- Milchsäure, Sauerkraut oder Milchzucker, den die Darmbakterien in Milchsäure umwandeln. Bei stärkeren Beschwerden soll die Milchsäure in Arzneimittelform eingenommen werden, damit die Wirkung rascher und deutlicher eintritt.

Die Anwendung erfolgt kurmäßig wochen- bis monatelang mit durchschnittlich 3mal 20 Tropfen oder 3mal 1 Kapsel am Tag. Zur Nachbehandlung und Vermeidung von Rückfällen gibt man danach regelmäßig gesäuerte Milchprodukte, Sauerkraut und Milchzucker.

Heilpflanzen und homöopathische Hausmittel

Durch pflanzliche und homöopathische Heilmittel wird die Darmflora nicht direkt beeinflußt. Sie können aber Schäden an der Darmschleimhaut heilen und dadurch günstigere Voraussetzungen für die Regeneration der Darmflora schaffen.

Knoblauch

Zu den wichtigen pflanzlichen Mitteln für den Darm gehört der *Knoblauch.* Er wirkt natürlich antibiotisch und sorgt dafür, daß bakterielle Krankheitserreger und Pilze im Darm, welche die nützliche Darmflora überwuchern, geschwächt oder abgetötet werden. Im Gegensatz zu antibiotischen Arzneimitteln schädigt Knoblauch die Darmflora nicht. Da bei Störungen der Darmkeimbesiedlung oft schädliche Keime und Pilze im Darm vorhanden sind, empfiehlt es sich meist, die Behandlung durch Knoblauch zu ergänzen. Er sorgt auch noch für bessere Verdauung, indem er die Produktion von Verdauungssäften anregt, und fördert mild die Stuhlentleerung. Die Tagesdosis beträgt mindestens 4 g frischen Knoblauch, wenn man keine fertigen Arzneimittel bevorzugt.

Eichenrinde, Tormentillwurzel, Kamille

Bei Reizungen der Darmschleimhaut, die zum Beispiel durch Abführmittelmißbrauch entstehen, haben sich Arzneimittel mit gerbstoffreicher *Eichenrinde* oder *Tormentillwurzel* und entzündungshemmender *Kamille* gut bewährt. Die Schleimhaut wird dadurch beruhigt, die Gerbstoffe wirken zusammenziehend, und es entsteht eine Schutzschicht, unter der die Reizungen abheilen. Die Medikamente werden nach Gebrauchsanweisung verabreicht.

Die Auswahl homöopathischer Mittel bleibt grundsätzlich dem Fachmann vorbehalten

Die Auswahl der individuell richtigen, wirksamen homöopathischen Mittel bleibt grundsätzlich dem Fachmann vorbehalten. Dem Laien fehlen dazu die notwendigen Fachkenntnisse. In leichten Fällen kann man versuchen, ein Komplexmittel einzusetzen, das mehrere homöopathische Wirkstoffe enthält; sie müssen nicht individuell „maßgeschneidert" sein, weil sie sich in ihren Wirkungen ergänzen und verstärken. Über geeignete Medikamente dieser Art läßt man sich in der Apotheke beraten. In Frage kommen vor allem Arzneimittel, die zum Beispiel Chamomilla D 2, Chelidonium D 3, Nux vomica D 6, Pulsatilla D 3 und Sulfur D 6 enthalten.

Da die homöopathische Selbsthilfe immer ein wenig vom Zufall abhängt, läßt man die Therapie am besten vom Fachmann verordnen. Das vermeidet weitgehend ein Versagen der Behandlung mit Verschlimmerung.

Die Haysche Trennkost

Grundsätze

Diese spezielle Ernährungsweise geht davon aus, daß der Körper bestimmte Bestandteile der Nahrung nicht zu jeder Tageszeit gleich gut vertragen und verwerten kann. Bis zum Mittag verarbeitet er vor allem Eiweiß gut, Kohlenhydrate aber schlecht, danach ist es genau umgekehrt. Das hängt wahrscheinlich mit dem im Tagesverlauf mehrmals wechselnden Säure-Basen-Verhältnis im Körper zusammen.

Der gesunde Organismus verkraftet die übliche Eiweiß-Kohlenhydrat-Mischkost trotzdem gut. Wenn aber schon Störungen der Verdauungsfunktionen bestehen, wird er dadurch unter Umständen überfordert, und auch die Darmflora kann geschädigt werden. Deshalb kann in solchen Fällen die Trennung der Nahrungsbestandteile nach folgenden Regeln angezeigt sein:

Regeln

- Morgens und mittags verzehrt man Eiweiß, wie Fleisch, Fisch, Milchprodukte, Käse und Eier, außerdem die meisten Obstsorten, wie Beeren-, Kern-, Steinobst und Zitrusfrüchte.
- Nach dem Mittagessen gibt es nur noch kohlenhydratreiche Speisen, wie Vollkornprodukte, Vollreis, Kartoffeln, Grünkohl und Schwarzwurzeln.
- Unabhängig von der Tageszeit sind zu jeder Mahlzeit „neutrale" Lebensmittel erlaubt; dazu gehören vor allem Butter, andere tierische Fette, Pflanzenöle, Quark, Rahm, Eigelb, alle Gemüse (außer Grünkohl und Schwarzwurzeln), Salate, Tomaten, Sauerkraut, Pilze und Nüsse (außer Erdnüssen).

Die Haysche Trennkost weicht also deutlich von der üblichen Zusammenstellung der Ernährung ab. Aber mit Hilfe der „neutralen" Lebensmittel ist es auch dabei möglich, schmackhafte und vollwertige Mahlzeiten zu sich zu nehmen. Man kann diese Ernährungsweise, über die man sich in der einschlägigen Literatur ausführlich informiert, bei Darm- und Darmfloraschäden nur vorübergehend als Heilmittel einhalten. Es spricht aber auch nichts dagegen, wenn man sich zur Vorsorge dauernd danach ernährt. Die Grundsätze der Vollwertkost, die weiter vorne erklärt wurden, müssen dabei aber beachtet werden; man ernährt sich nicht automatisch gesund, nur weil man Eiweiß und Kohlenhydrate trennt.

Nur vorübergehend als Heilmittel einhalten

Immunstärkung bei Abwehrschwäche

Sanierung der Darmflora bessert meist auch die Abwehrlage des Körpers

Die Sanierung der Darmflora bessert meist auch die Abwehrlage des Körpers bald wieder. Wenn das Immunsystem stärker geschwächt ist, was man vor allem an auffälliger Neigung zu Krankheiten (z. B. häufigen Erkältungen) erkennt, kann eine zusätzliche Anregung der körpereigenen Abwehrkräfte angezeigt sein.

Zur Immunstärkung empfiehlt sich die regelmäßige Abhärtung durch Kneippsche Kaltwasseranwendungen, die das Abwehrsystem durch milde natürliche Reize trainieren. Vor allem die folgenden beiden Maßnahmen eignen sich gut:

Wechselduschen

- *Wechselduschen* führt man am besten jeden Morgen durch; zunächst duscht man 3 Minuten warm und verbindet das mit der Körperreinigung, dann stellt man das Wasser abrupt für 10 Sekunden auf kalt und danach sofort wieder für 3 Minuten auf warm um; insgesamt wechselt man 2–3mal zwischen warm und kalt und endet immer mit der kurzen kalten Dusche. Anschließend trocknet man sich kräftig ab und führt einige gymnastische Übungen durch, um den Körper rasch zu erwärmen. Wechselduschen regen mild an, fördern die Durchblutung und Gefäßregulation, aktivieren Stoffwechsel- und Abwehrfunktionen, steigern die Ausschüttung des für die Abwehr wichtigen Hormons Kortison aus den Nebennieren und stabilisieren das Nervensystem.

Wassertreten

- *Wassertreten* in der Badewanne sollte man abends vor dem Schlafengehen durchführen, das fördert auch den Schlaf. Die Wanne wird dazu bis zur Wadenmitte mit kaltem Wasser gefüllt, in dem man etwa 2 Minuten auf und ab geht, bis die Füße warm werden; bei jedem Schritt hebt man einen Fuß ganz aus dem Wasser. Danach werden Füße und Unterschenkel kräftig abfrottiert, und man geht sofort ins Bett. Die Wirkung des Wassertretens ähnelt der einer Wechseldusche, weil sie sich nicht auf die Füße beschränkt, sondern in den ganzen Körper fortsetzt, fällt aber wesentlich milder aus.

Bewegung an der frischen Luft

Daneben härtet auch die weiter vorne empfohlene regelmäßige Bewegung an der frischen Luft gut ab, und die Vollwertkost trägt gleichfalls mit zur Steigerung der Abwehrkräfte bei.

Echinacea

Ausgeprägte Immunschwäche kann zusätzliche medikamentöse Behandlung erfordern. Zur Selbsthilfe eignet sich vor allem die Heilpflanze *Echinacea* (Sonnenhut) in Form fertiger Arzneimittel aus der Apotheke gut; Dosierung und Dauer der Einnahme ergeben sich aus der Gebrauchsanweisung.

Der Therapeut kann bei Bedarf auch homöopathische Mittel und Thymusextrakte zur Abwehrsteigerung verordnen.

Dysbiosetherapie durch den Therapeuten

Wenn stärkere Darmbeschwerden bestehen oder die bisher beschriebene Selbsthilfe die Symptome nicht bald vollständig beseitigt, weist das auf erhebliche Störungen der Darmflora und möglicherweise zusätzliche Darmschäden hin. Dann darf die notwendige fachmännische Hilfe nicht verzögert werden; denn hinter den Beschwerden kann eine ernste Krankheit (auch Darmkrebs), stehen. Die wichtigsten Maßnahmen der fachmännischen Therapie wollen wir zum Abschluß noch kurz vorstellen.

Hinter den Beschwerden kann eine ernste Krankheit stehen

Bakterielle Symbioselenkung saniert die Darmflora

Während bei der Selbsthilfe die Darmflora indirekt gefördert wird, indem man ein günstiges Milieu für die nützlichen Darmkeime schafft, verwendet man zur fachmännischen Symbioselenkung die Stoffwechselprodukte von Darmkeimen oder Arzneimittel mit verschiedenen Bakterien der gesunden Flora. Auf diese Weise kann die Darmflora rascher vollständig saniert werden.

Wann ist Symbioselenkung angezeigt?

Individuell für den einzelnen Patienten

Die Frage, wann eine fachmännisch verordnete Symbioselenkung notwendig ist, läßt sich nicht pauschal, sondern nur individuell für den einzelnen Patienten beantworten. Dabei spielt nicht allein der Zustand der Darmflora eine Rolle, zu berücksichtigen sind ferner unter anderem noch Allgemeinbefinden, andere Krankheiten, Dauer der Darmbeschwerden und Alter. Für die Betroffenen gilt folgende Grundregel:

!

> Wenn Störungen der Darmfunktionen nicht bald auf die Selbsthilfe ansprechen, zu stärkeren Symptomen führen oder schon längere Zeit bestehen, wird fachmännische Untersuchung notwendig; von deren Befund hängt es dann ab, ob eine Symbioselenkung mit lebensfähigen Keimen oder deren Stoffwechselprodukten durchgeführt wird.

Hier ist sie notwendig

Notwendig ist diese fachmännische Symbioselenkung meist in folgenden Fällen:

- Während und nach der Behandlung mit Antibiotika, insbesondere wenn diese länger dauert und die Darmflora erheblich schädigt.
- Bei chronischer Darmträgheit, längeren Durchfällen oder anderen ernsteren und chronischen Erkrankungen des Darms einschließlich Darmkrebs.
- Zur Basistherapie bei vielen chronischen Erkrankungen außerhalb des Darms, bei ausgeprägter Abwehrschwäche mit abnormer Anfälligkeit für Krankheiten und allen Krebsleiden.
- Im Alter, weil dann die Darmflora häufig entartet; hier ist eine regelmäßig wiederholte Auffrischung der Keimbesiedlung neben der ständigen Darmpflege angezeigt.

Untersuchung des Stuhls

Um den Zustand der Darmflora genauer zu diagnostizieren, wird der Therapeut oft eine Untersuchung des Stuhls veranlassen. Zwar spiegelt der Stuhl nicht völlig die Keimbesiedlung des Darms wider, aber die Methode ist zuverlässig genug, um Störungen der Darmflora sicher zu erkennen. Im Verlauf der Behandlung geben wiederholte Stuhluntersuchungen Aufschluß über den therapeutischen Erfolg, so daß die Symbioselenkung nicht zu früh abgebrochen wird, nachdem die Symptome zwar verschwunden sind, die Flora sich aber noch nicht ausreichend regeneriert hat.

Durchführung der Therapie

Bakterielle Symbioselenkung der Darmflora kann im Prinzip auf zweierlei Weise durchgeführt werden. In leichteren Fällen und zur Nachbehandlung verordnet man häufig Medikamente, die in einer sterilisierten Lösung Stoffwechselprodukte, Eiweißbruchstücke, Aminosäuren und nicht lebensfähige Teile von Darmkeimen enthalten. Diese sorgen dafür, daß die geschwächten Darmbakterien gestärkt werden und sich rasch aus eigener Kraft vermehren, so daß die normale Darmflora bald wieder hergestellt ist. Zugleich wird dadurch das Darmmilieu positiv beeinflußt, weil derartige Medikamente meist reichlich Milchsäure (siehe dort) enthalten und günstigere Lebensbedingungen für die Entwicklung der nützlichen Darmkeime entstehen. Schließlich kann man von den Bakterienteilen auch eine Anregung des Immunsystems erwarten.

In leichteren Fällen und zur Nachbehandlung

Allerdings ist die therapeutische Wirkung solcher Heilmittel begrenzt; denn die Bestandteile werden im oberen Teil des Darmkanals aufgenommen und können daher die Flora in den unteren Darmabschnitten nicht direkt beeinflussen. Das ist nur indirekt möglich, weil die Normalisierung des Zustands im oberen Darmteil günstigere Bedingungen für die Regeneration der Darmflora weiter unten schafft, die aus eigener Kraft erfolgen muß. Deshalb haben auch diese Heilmittel trotz ihrer begrenzten direkten Wirkung durchaus ihre Berechtigung zur Symbioselenkung (z. B. Hylak-Tropfen).

Die therapeutische Wirkung ist begrenzt

Eine echte Substitutionstherapie (=Zufuhr von Stoffen, die normalerweise im Körper vorkommen) hingegen, die sowohl die aerobe Dünndarmflora als auch die anaerobe Dickdarmflora von außen „aufforstet“, erfordert stets den Einsatz gefriergetrockneter Darmkeime, die vermehrungsfähig sind. Dadurch kann selbst eine schwer geschädigte körpereigene

Echte Substitutionstherapie

Darmflora, die durch Stoffwechselprodukte und Bakterienteile nicht mehr zur ausreichenden Vermehrung angeregt werden kann, erneuert werden; denn die dazu notwendigen Keime sind ja in dem Arzneimittel enthalten. Viele der gebräuchlichen Medikamente dieser Art bestehen hauptsächlich aus Bifidusbakterien, Lactobacillus acidophilus und nicht mehr krankheitserregenden Escherichia coli in hoher Zahl (Bifidusbakterien und Lactobacillus acidophilus bis 100 Millionen Keime pro 1 g, Escherichia coli bis 1 Million pro 1 g des Arzneimittels). Teils werden sie als Tropfen, teils als Kapseln verabreicht.

Bis zum Verbrauch müssen die Bakterienpräparate im Kühlschrank gelagert werden, während der Einnahme halten sie sich auch mindestens 14 Tage bei Raumtemperatur. Die Packungen müssen immer verschlossen gehalten werden. Nach Ablauf des angegebenen Verfallsdatums gebraucht man Bakterienpräparate nicht mehr.

Nur der Fachmann kann entscheiden

Welche Form der Symbioselenkung im Einzelfall angezeigt ist, kann nur der Fachmann entscheiden. Er bestimmt auch Dosierung und Dauer der Therapie, die zur Vermeidung von Rückfällen nicht zu früh abgebrochen werden darf. Die Beseitigung der Symptome bedeutet nicht, daß die Darmflora sich schon voll regeneriert hat, im allgemeinen führt man die Therapie deshalb mit verringerter Dosis noch einige Zeit fort. Bei akuten Erkrankungen (z. B. Durchfall) kann die Wirkung rasch eintreten, bei chronischen Krankheiten ist die Behandlung nicht selten monatelang notwendig.

Heilreaktionen während der Behandlung

Unerwünschte Begleiterscheinungen

Im allgemeinen wird die bakterielle Symbioselenkung gut vertragen. Als unerwünschte Begleiterscheinungen können im Einzelfall vor allem Darmbeschwerden auftreten. Sie zeigen meist an, daß die Darmschleimhaut durch die (dann meist chronische) Dysbiose überempfindlich gegen die nützlichen Darmkeime geworden ist und sie nicht mehr verträgt, obwohl sie benötigt werden. Diese Probleme kann der Therapeut gezielt behandeln; sie lassen sich oft durch anfangs geringere

Dosierung vermeiden, bei der sich die Schleimhaut allmählich wieder an die Darmsymbionten gewöhnt.

Anzeichen der Wirkung

Nicht als Nebenwirkungen, sondern als Anzeichen der Wirkung sind die verschiedenen Heilreaktionen des Körpers zu verstehen, die manchmal unangenehm auftreten. Sie erklären sich vornehmlich aus der Aktivierung der Abwehr- und Stoffwechselfunktionen mit vermehrter Ausscheidung von Schlakken und Giftstoffen. Meist kommt es nur zu leichten Beschwerden, wie Abgeschlagenheit, Unlust, Durchfall, Husten und Schnupfen, die bald wieder verschwinden und keine Therapie erfordern; insbesondere dürfen sie nicht massiv durch chemische Arzneimittel unterdrückt, sondern allenfalls durch Naturheilmittel gemildert werden.

Heftige Heilreaktionen mit Fieber

Die seltenen heftigen Heilreaktionen mit Fieber und Wiederaufflammen früherer, nicht vollständig geheilter, sondern nur unterdrückter Krankheiten sind zwar im Grunde ebenfalls erwünscht, müssen aber fachmännisch durch Naturheilverfahren behandelt und vollends ausgeheilt werden.

Weitere Heilmittel

Bei Bedarf kann die Symbioselenkung durch andere natürliche Heilverfahren unterstützt werden, das entscheidet stets der Therapeut. Diät, Anregung der Ausscheidung und Entgiftung, Schutz der Leber und Beseitigung von Krankheitsherden sind oft nützliche Begleitmaßnahmen, außerdem kann man zusätzlich das Immunsystem aktivieren.

Individuelle Diät

Die Diätformen, die weiter vorne zur Selbsthilfe beschrieben wurden, genügen im allgemeinen auch, um die fachmännische Symbioselenkung zu ergänzen. Insbesondere Fastenkuren haben sich dazu gut bewährt. Je nach Einzelfall wird der Therapeut aber auch eine andere Diätform verordnen, die dem Zustand des Patienten individuell besser entspricht.

Meist ist das dann der Fall, wenn noch andere Erkrankungen bestehen, die durch die Florastörung oder unabhängig von ihr auftraten.
Es erübrigt sich, hier auf diese individuellen Diäten einzugehen. Die Anweisungen des Therapeuten müssen genau befolgt werden, auch wenn sie von den allgemeinen Empfehlungen dieses Buchs abweichen; denn der Fachmann kennt den individuellen Befund, nach dem sich die Diätbehandlung richtet.

Anregung der Ausscheidung und Entgiftung

Mit der Sanierung der Darmflora werden meist viele Schlacken und Gifte freigesetzt

Mit der Sanierung der Darmflora werden meist viele Schlacken und Gifte, die zum Teil lange im Körper angehäuft wurden, freigesetzt. Deshalb ist es wichtig, für deren rasche Ausscheidung zu sorgen. Vielfach ergänzt man die Symbioselenkung daher durch Anregung der entsprechenden Körperfunktionen.
Die Ausscheidung über den Darm kann allein schon durch die Wiederherstellung der Darmflora ausreichend gesteigert werden. Da aber viele Gifte und Schlacken anfallen, kann es angezeigt sein, den Darm bei der Entgiftung zusätzlich zu unterstützen.

Glaubersalzlösung und Einläufe regen den Stuhlgang an

Glaubersalzlösung und Einläufe regen den Stuhlgang an, oft wird der Stuhl als Zeichen des vermehrten Schlacken- und Giftgehalts dabei in Farbe, Geruch und Beschaffenheit für einige Zeit verändert. Unter Umständen verordnet der Therapeut Darmbäder zur besonders gründlichen Entschlackung. Chemische und pflanzliche Abführmittel sind nicht angezeigt, weil sie die Regeneration der Darmschleimhaut und Darmflora behindern.

Anregung der Nierenfunktionen

Ein Teil der freigesetzten Schadstoffe muß über die Nieren ausgeschieden werden, deren Funktionen deshalb ebenfalls angeregt werden können. Dazu eignen sich vor allem harntreibende Heilpflanzen, wie Birke, Brennessel, Löwenzahn, Sellerie und Wacholder. Die entsprechenden Medikamente werden nach Verordnung kurmäßig eingenommen.

Die Leberschutztherapie

Als „Entgiftungslabor“ wird die Leber durch die vermehrte Gift- und Schlackenausscheidung während der Symbioselenkung erheblich belastet. Ein Teil der Schadstoffe gelangt nämlich vorher zu ihr, um entgiftet zu werden. Da das Organ schon vorher durch vermehrte Giftaufnahme aus dem Darm stärker beansprucht wurde und überdies unter der falschen Ernährung und den Umweltgiften zu leiden hat, kann es notwendig sein, eine gezielte Leberschutztherapie durchzuführen. Das entscheidet der Therapeut oft nach einer genauen Leberdiagnostik.

Fasten- und andere Diätkuren können zum Leberschutz ausreichen

Fasten- und andere Diätkuren können zum Leberschutz ausreichen. Im Einzelfall verordnet der Fachmann zusätzlich Arzneimittel zur Anregung der Leberfunktionen und zum Schutz der Leberzellen. Besonders gut bewährt sich dabei die

Mariendistel

Heilpflanze Mariendistel, die selbst bei schweren Leberschäden und ernsten Vergiftungen in klinischen Untersuchungen ihre Wirkung immer wieder unter Beweis stellte. Die Behandlung damit soll kurmäßig mindestens so lange erfolgen, wie die Symbioselenkung dauert, besser einige Wochen länger. Wenn die Labordiagnose bereits veränderte Leberwerte ergab, wird behandelt, bis sich diese wieder normalisiert haben.

Sanierung von Krankheitsherden

Chronische Entzündungen und Eiterungen, die von der Körperabwehr nicht überwunden werden konnten

Als Herd (Fokus) bezeichnet man chronische Entzündungen und Eiterungen, die von der Körperabwehr nicht überwunden, sondern nur abgekapselt werden konnten. Meist verursachen sie selbst keine stärkeren Beschwerden, können aber Gifte in den Körper ausstreuen und das vegetative Nervensystem stören. Dadurch treten zahlreiche Fernsymptome in

Fernsymptome in anderen Körperregionen

anderen Körperregionen auf, zum Beispiel rheumatische Beschwerden, und die Abwehrfähigkeit wird geschwächt. Bevorzugt befinden sich solche Herde an Mandeln, Zahnwurzeln und in den Nasennebenhöhlen, seltener in der Gallenblase, im Blinddarm oder in den weiblichen Eierstöcken.

Wenn es bei der bakteriellen Symbioselenkung zur Aktivierung der Körperabwehr kommt, können sich die Selbstheilungskräfte auch wieder gegen die Krankheitsherde richten. Das führt meist zur deutlichen Verschlimmerung der vorher kaum wahrgenommenen Symptome in den Herden, die als Heilreaktion darauf hinweist, daß sich der Körper wieder mit der Entzündung oder Eiterung auseinandersetzt.

Teils gelingt es der Abwehr, die Erkrankung jetzt endgültig aus eigener Kraft zu überwinden. Oft muß er dabei aber durch geeignete Arzneimittel unterstützt werden.

Neuraltherapie

Insbesondere die Neuraltherapie, bei der das örtliche Betäubungsmittel Procain oder homöopathische Wirkstoffe in die Herde gespritzt werden, hat sich gut zur Herdsanierung bewährt. Manchmal können auch Antibiotika oder chirurgische Maßnahmen (wie Entfernung chronisch vereiterter Mandeln) angezeigt sein, um den Herd dauerhaft zu heilen.

Die Funktionen des vegetativen Nervensystems normalisieren sich

Mit der Herdsanierung wird das Abwehrsystem von den vorherigen Blockaden befreit, die Funktionen des vegetativen Nervensystems normalisieren sich, und es treten keine Gifte mehr aus den Herden in den Körper. Fernsymptome, die vorher von den Herden ausgingen, können schlagartig oder allmählich verschwinden. Zwar hat das keine direkten Auswirkungen auf die Darmflora, aber wenn bei der Symbioselenkung schon die Werte aktiviert wurden, sollte man diese Chance auch zur völligen Heilung nutzen.

Aktivierung des Immunsystems

Normalisierung der Darmflora, Heilung von Krankheitsherden und Ausscheidung von Giften und Schlacken tragen viel dazu bei, die körpereigenen Abwehrkräfte anzuregen, die vorher geschwächt und blockiert waren. Bei stärkerer Immunschwäche, die allein dadurch nicht schnell genug überwunden werden kann, verordnet der Therapeut zusätzlich oft Naturheilmittel mit abwehrsteigernder Wirkung.

Selbsthilfe

In Frage kommen vor allem die weiter vorne bei der Selbsthilfe genannten Medikamente mit Echinacea oder Thymusextrakten, die eingenommen oder injiziert werden. Als Alternative oder zusätzlich eignen sich homöopathische Wirkstoffe gut. Sie werden in hochverdünnter Zubereitung individuell verordnet und wirken als schwache Reize, die gezielt die körpereigenen Abwehr- und Selbstheilungsregulationen wieder in Gang bringen.

Physikalische Behandlung

Schließlich kann die Symbioselenkung mit Zustimmung des Therapeuten noch durch physikalische Maßnahmen ergänzt werden, um die Darmfunktionen allgemein anzuregen. Sie wurden bereits bei der Darmpflege und Selbsthilfe beschrieben: Darmmassage durch die Bauchdecken, Gymnastik für die Bauchmuskulatur, Leibauflagen, Lendenwickel und Oberaufschläger. Bei Bedarf wird der Fachmann diese Anwendungen häufiger verordnen, als weiter vorne angegeben wurde.

Sauna

Unterstützend bewährt sich oft die Sauna, weil dabei mit dem Schweiß viele Schlacken und Gifte über die Haut ausgeschieden werden. Allerdings kommt die Sauna nicht für jedermann in Frage, vorher muß stets der Fachmann zustimmen.

Wechselduschen und Wassertreten

Wechselduschen und Wassertreten (siehe Seite 107) sind zusätzlich angezeigt, um das Immunsystem durch Abhärtung anzuregen.

Auf einen Blick: Zusammenfassung

1

Der Darm, das größte innere Organ, beginnt am Magenausgang und endet mit dem After. Er wird in die 3 Hauptabschnitte Dünndarm, Dickdarm und Mastdarm unterteilt. Seine Aufgabe besteht darin, die Nahrung in ihre Bestandteile zu zerlegen, die dann in die Blut- und Lymphbahnen übertreten und zu den Zellen transportiert werden, wo der Stoffwechsel zur Verwertung der Nahrung beginnt. Unverdauliche Reste und ein Teil der im Stoffwechsel entstehenden Schlacken werden über den Darm ausgeschieden.

Die nützlichen Darmkeime besiedeln den gesamten Darmtrakt, besonders reichlich sind sie im unteren Dünndarm und im Dickdarm vorhanden. Hauptsächlich gehören dazu Lactobacillus acidophilus und L. bifidus.

Diese Darmflora ist lebenswichtig; unter anderem baut sie unverdauliche Nahrungsreste weiter ab, sorgt für regelmäßigen Stuhlgang, produziert Vitamine der B-Gruppe und Vitamin K, vernichtet schädliche Keime im Darm und trainiert das Immunsystem. Störungen der Darmflora wirken sich nicht nur ungünstig auf die Verdauungsfunktionen aus, sondern begünstigen auch andere Krankheiten, wahrscheinlich sogar Krebs.

2

Störungen der Darmflora und andere Darmschäden sind heute weit verbreitet. Das erklärt sich vorwiegend aus der üblichen falschen Ernährung, die vor allem zu viel tierische Nahrungsmittel und denaturierte Kohlenhydrate, aber zu wenig naturbelassene Rohkost enthält. Bewegungsmangel läßt oft den Darm erschlaffen, so daß die Stuhlentleerung durch Mißbrauch von Abführmitteln erzwungen wird, die Darm- und Darmfloraschäden verursachen.

Die Verstopfung steht zum Teil auch mit Streß und Hektik des Alltags in Beziehung, weil sich dadurch der Darm verkrampft und nicht mehr regelmäßig entleert.

Schließlich können auch Antibiotika die nützlichen Keime zerstören und chronische Darmbeschwerden verursachen.

Zu den häufigsten Darmstörungen gehört heute die chronische Darmträgheit. Der

vorgeschädigte Darm wird aber auch empfindlicher für Infektionen, die zum Darmkatarrh mit Durchfall führen. Ausbuchtungen der Darmwand (Divertikel) erklären sich meist aus Ballaststoffmangel und Mißbrauch von Abführmitteln, Darmkrebs entsteht mit durch langjährige Fehlernährung und Schwächung der Abwehr bei chronischer Störung der Darmflora.
Die gestörte Darmflora macht sich oft lange Zeit nur durch unklare Allgemeinbeschwerden bemerkbar, wie Abgespanntheit, Nervosität und vorzeitige Verschleißerscheinungen. Ein typisches Warnzeichen sind meist chronische Blähungen durch Fäulnis- und Gärungsprozesse im Darm. Außerdem spielt die gestörte Darmflora oft bei chronischen Kopfschmerzen, unreiner Haut, rheumatischen Krankheiten, Allergien und Anfälligkeit für Krankheiten durch Immunschwäche eine wichtige Rolle.

3

Die Pflege des Darms und seiner Keime gehört zur täglichen Gesundheitsvorsorge. Im Vordergrund steht dabei die gesunde Vollwertkost, die reichlich Rohkost, Ballaststoffe und gesäuerte Nahrungsmittel enthält. Bevorzugt verwendet man Lebensmittel aus biologischem Anbau und artgerechter Tierhaltung, die zu abwechslungsreichen Mahlzeiten zusammengestellt werden, die man schonend und fettarm zubereitet. Fleischwaren sollten nur mäßig verzehrt werden, am besten nur jeden 2. Tag.
Damit die Nahrung gut vorbereitet in den Verdauungstrakt gelangt, wird sie langsam gegessen und gut gekaut. Auf Süßigkeiten und andere denaturierte Kohlenhydrate soll verzichtet werden, weil sie oft die Verdauungsfunktionen stören. Stets muß auch auf ausreichende Flüssigkeitszufuhr geachtet werden, damit die Ballaststoffe im Darm aufquellen.
Weitere Hilfen für den Darm sind verschiedene äußerliche Wasseranwendungen, zur gründlichen Entschlackung auch vorübergehende Einläufe und Darmbäder. Massagen des Darms durch die Bauchdecken und ausreichend Bewegung sorgen ebenfalls dafür, daß der Darm nicht erschlafft. Abführmittel sind allenfalls vorübergehend einmal bei hartnäckiger akuter Verstopfung angezeigt, nie über längere Zeit.
Wenn Antibiotika und andere darmschädigende Arzneimittel zur Behandlung einer Krankheit erforderlich sind, muß man hinterher die Darmflora wieder „aufforsten“ und andere Schäden der Darmschleimhaut gezielt behandeln.
Gegen seelisch-nervöse Einflüsse, die zu Darmverkrampfungen mit spastischer Verstopfung führen, hilft regelmäßiges Entspannungstraining mit Autosuggestionen.

4

Leichte Schäden des Darms und der Darmflora können selbständig behandelt werden. Am Anfang empfiehlt sich oft das kurze strenge Fasten oder Saftfasten, wobei der Darm gründlich entschlackt und entgiftet wird. Auch Rohkostkuren sind für den Darm und seine Keime nützlich, insbesondere mit Sauerkraut, dessen Milchsäure die Darmflora wieder regenerieren kann. Bei hartnäckigen Darmstörungen können auch die längeren Mayr- oder Schroth-Diätkuren nützlich sein.

Ergänzend soll Milchzucker, den die Darmbakterien als „Futter" verwenden, Milchsäure in Form von Arzneimitteln, Bioghurt oder ein ähnliches gesäuertes Milchprodukt gebraucht werden, um die Darmflora zu normalisieren. Auch verschiedene Heilpflanzen und homöopathische Mittel haben sich im Einzelfall gut bewährt. Die Haysche Trennkost, die bestimmte Nahrungsmittel nicht gleichzeitig erlaubt, kann bei Darmstörungen ebenfalls gut helfen.

Wenn es infolge der Darmfloraschäden zur Immunschwäche gekommen ist, muß zusätzlich eine abwehrsteigernde Therapie durchgeführt werden.

Falls die Darmflora stärker beeinträchtigt ist, führt der Fachmann die Behandlung durch. Er kann zur Symbioselenkung Arzneimittel mit Stoffwechselprodukten der Darmkeime oder lebensfähige Darmbakterien verordnen, die bald eine gesunde Keimbesiedlung aufbauen. Je nach Einzelfall wird außerdem eine individuelle Diät verordnet, die Ausscheidung und Entgiftung angeregt und das Immunsystem aktiviert. So erfolgt eine umfassende Ganzheitstherapie, die Gesundheit und Wohlbefinden bald deutlich bessern kann.

Register